EMBARAZO

A - Z

Diccionario Francés - Español

Edita Ciglenečki

AF728053

ISBN-13: 978-1984085221
ISBN-10: 1984085220

INTRODUCCIÓN

Este diccionario del embarazo francés-español proporciona de forma breve, clara y suficiente unos 2200 términos que cubren partes del cuerpo humano; síntomas y enfermedades; farmacia; facilidades médicas, procedimientos y asistencia médica; exámenes médicos; embarazo y obstetricia.

CONTENIDO

EMBARAZO

A - Z

Diccionario Francés - Español

À jeun	En ayunas
À midi	A mediodía
Abaissement de la paupière supérieure (blépharoptose)	Despredimiento del párpado superior (blefaroptosis)
Abcès	Absceso
Abcès anale	Absceso anal
Abdomen	Abdomen (panza)
Abdomen aigu	Abdomen agudo
Ablation chirurgicale de l'appendice iléocaecal (appendicectomie)	Extirpación quirúrgica del apéndice cecal (apendicectomía)
Ablation chirurgicale de la prostate (prostatectomie)	Extirpación quirúrgica de la próstata (prostatectomía)
Ablation chirurgicale des fibromes utérins (myomectomie)	Extirpación quirúrgica de los fibromas uterinos (miomectomía)
Ablation chirurgicale des hémorroïdes (hémorroïdectomie)	Extirpación quirúrgica de las hemorroides (hemorroidectomía)
Aboulie	Abulia
Abruption placentaire (rupture placentaire)	Desprendimiento prematuro de placenta
Absence de descente des testicules	Descenso incompleto de testículo
Absence de la conscience	Inconsciencia
Absence de pouls	Pérdida de pulso
Absence des règles (aménorrhée)	Ausencia de la menstruación (amenorrea)
Accident	Accidente
Accident automobile (accident de la route)	Accidente automovilístico (siniestro de tráfico)
Accident domestique	Accidente doméstico
Accident du travail	Accidente laboral
Accident sur la voie publique	Accidente de tráfico
Accident thromboembolique	Tromboembolismo
Accouchement (naissance)	Parto
Accouchement à terme	Parto a término
Accouchement dans l'eau	Parto en agua
Accouchement pathologique	Parto patológico
Accouchement prolongé	Parto prolongado
Acetabulum	Acetábulo
Acétylcholine	Acetilcolina
Acide aminé	Aminoácido
Acide borique	Ácido bórico
Acide désoxy-ribonucléique	Ácido desoxirribonucleico
Acide gastrique	Ácido gástrico
Acide ribonucléique (ARN)	Ácido ribonucleico (ARN)
Acides gras oméga-3	Ácido graso omega 3
Acidose	Acidosis
Acidose métabolique	Acidosis metabólica
Acné	Acné
Acné papulo-pustuleuse	Acné común (acne vulgaris)
Acouphène	Pitidos en el oído (acúfeno, tinnitus)
Acrophobie (peur des hauteurs)	Acrofobia (miedo a las alturas)
Adénohypophyse	Adenohipófisis
Adénopathie	Adenopatía
Administration des médicaments	Administración de fármacos
Adrénaline	Adrenalina
Aerophobie (peur de l'avion)	Aerofobia (miedo a volar)
Aérosol	Aerosol
Affaiblissement de l'organisme (asthénie)	Pérdida de fuerza muscular (astenia)
Agénésie	Agenesia (ausencia de un órgano)
Agénésie rénale	Agenesia renal
Agent antiarythmique	Agente antiarrítmico
Agglutinine	Aglutinina
Agglutinogène	Aglutinógeno
Aide médicale urgente	Servicios médicos de emergencia
Aiguille	Aguja
Aine	Ingle
Aisselle	Sobaco (axila)
Alarme	Alarma
Albinisme	Albinismo
Albumine	Albúmina
Albumine dans le sang	Albúmina en la sangre
Albuminurie	Albuminuria
Alcalose	Alcalosis
Alcalose respiratoire	Alcalosis respiratoria
Alcoolisme	Alcoholismo
Aldostérone	Aldosterona
Alkohol	Alcol
Allaitement	Lactancia materna
Aller aux toilettes	Ir al servicio
Allergie	Alergia
Allergie alimentaire	Alergia a alimentos
Allergie aux médicaments	Alergia al medicamento
Alopécie	Alopecia

Français	Español
Alvéole	Alvéolo
Amaigrissement	Pérdida de peso
Ambulance	Ambulancia
Aminophylline	Aminofilina
Ammoniac	Amoníaco
Amnésie	Amnesia
Amniocentèse	Amniocentesis
Amnios (sac amniotique)	Saco amniótico
Amnioscopie	Amnioscopia
Ampicilline	Ampicilina
Ampoule	Ampolla (recipiente)
Amputation	Amputación
Amputation chirurgicale d'un ou des deux testicules (orchidectomie, orchiectomie)	Extirpación quirúrgica del testículo (orquidectomía)
Analgésie	Analgesia
Analgésique	Analgésico
Analyse chimique de l'urine	Análisis químico de orina
Analyse chimique du suc gastrique	Análisis químico del jugo gástrico
Analyse de biochimie du sang	Exámenes bioquímicos de sangre
Analyse de l'ADN	Análisis de DNA
Analyse du liquide céphalo-rachidien	Análisis del líquido cefalorraquídeo
Analyse fécale de benzidine	Prueba de la bencidina
Analyse médicale (examens de biologie médicale)	Pruebas de laboratorio
Analyse sérologique	Pruebas de serología
Anémie	Anemia
Anémie ferriprive	Anemia ferropénica
Anémie hémolytique	Anemia hemolítica
Anémie hypochrome	Anemia hipocrómica
Anémie pernicieuse	Anemia perniciosa
Anencéphalie	Anencefalia
Anesthésie	Anestesia
Anesthésie générale	Anestesia general
Anesthésie locale	Anestesia local
Anesthésique	Anestésico
Anévrisme (anévrysme)	Aneurisma
Anévrisme congénital de l'artère à la base du cerveau	Aneurisma congénito arterial de la base del cerebro
Anévrisme de l'aorte	Aneurisma de aorta
Anévrisme de l'aorte abdominale	Aneurisma de aorta abdominal
Anévrisme intra-crânien	Aneurisma cerebral
Angine	Angina
Angine de poitrine (angor)	Angina de pecho (angor, angor pectoris)
Angiographie	Angiografía
Angiographie cérébrale	Angiografía cerebral
Angiographie interventionnelle utilisant un cathéter	Angiografía por catéter
Angiographie numérique	Angiografía de sustracción digital
Angiographie pulmonaire	Angiografía pulmonar
Angiographie spinale	Angiografía espinal
Ankylose	Anquilosis
Année	Año
Annulaire	Dedo anular
Anomalie cérébrovasculaire	Malformación arteriovenosa cerebral
Anomalie du développement cérébral	Malformación del desarrollo cerebral
Anomalies de développement	Anomalías del desarrollo
Anomalies foetales	Anomalías fetales
Anorexie	Anorexia
Anti-inflammatoire	Antiinflamatorio (antiflogístico)
Anti-inflammatoire non stéroïdien	Antiinflamatorio no esteroideo
Antiacide	Antiácido
Antiallergique	Antialérgico
Antibiogramme	Antibiograma
Antibiotique	Antibiótico
Anticoagulant	Anticoagulante
Antidépresseur	Antidepresivo
Antidote	Antídoto
Antiémétique	Antiemético
Antiépileptique (anticonvulsivant)	Anticonvulsivo (antiepiléptico)
Antigène carcino-embryonnaire (ACE)	Antígeno carcinoembrionario
Antigène de cancer CA 125	Marcador tumoral CA 125
Antigène de cancer CA 19-9 (antigène d'hydrate de carbone)	CA 19-9 (antígeno carbohidrato 19-9)
Antigène HbsAg (antigène de surface du virus de l'hépatite B)	HbsAg (antígeno de superficie de la hepatitis B)
Antigène prostatique spécifique	Antígeno prostático específico
Antihelminthique	Antihelmíntico
Antihistaminique	Antihistamínico
Antihypertenseur	Antihipertensivo
Antimalarique	Antimalárico

Français	Español
Antimycosique	Antimicótico (antifúngico)
Antioxydant	Antioxidante
Antipsychotique	Antipsicótico
Antipyrétique	Antipirético
Antiseptique	Antiséptico
Antiseptique urinaire	Antiséptico de las vías urinarias
Antisérum	Antisuero
Antitoxine	Antitoxina
Antituberculeux	Fármaco tuberculostático
Anurie (volume urinaire < 100 ml par 24 heures)	Anuria (menos de 100ml de orina en 24h)
Anus	Ano
Anuscopie	Anoscopía
Anxiété	Ansiedad
Aorte	Aorta
Aorte abdominale	Aorta abdominal
Aorte thoracique	Aorta torácica
Aortographie	Aortografía
Aphte (ulcère de la muqueuse buccale)	Afta (úlcera en la mucosa oral)
Aplasie	Aplasia
Apnée du sommeil	Apnea del sueño
Aponévrose	Aponeurosis
Apoplexie (attaque d'apoplexie)	Apoplejía (golpe apoplético)
Appareil à succion	Aspirador
Appareil acoustique	Audífono
Appareil respiratoire	Aparato respiratorio
Appel à l'aide	Llamada de socorro
Appel SOS	Llamada de SOS
Appendice iléo-caecal (appendice, appendice vermiforme)	Apéndice vermiforme (apéndice cecal, apéndice)
Appendicite aiguë	Apendicitis aguda
Appétit	Apetito
Après-midi	Tarde
Après-repas	Después de una comida
Arachnoïde	Aracnoides
Armoire	Armario
Arrêt cardiaque (arrêt ventilatoire, arrêt cardio-respiratoire)	Paro cardiaco (parada cardiorrespiratoria)
Arrêt de la sécrétion d'urine	Supresión de la secreción de orina
Arrêt du développement d'un organe (aplasie d'un organe)	Desarrollo detenido de un órgano (aplasia de un órgano)
Arrêt respiratoire (apnée)	Falta de respiración (apnea)
Artère	Arteria
Artère coronaire	Arteria coronaria
Artère pulmonaire	Arteria pulmonar (tronco pulmonar, tronco de las pulmonares)
Artériographie	Arteriografía
Artériole	Arteriola
Artérosclérose	Arteriosclerosis
Arthrodèse	Artrodesis
Arthrographie	Artrografía
Arthroscopie	Artroscopia
Arthrose de cheville	Artrosis de tobillo
Arthrose du disque intervertébral	Discartrosis
Articulation	Articulación
Articulation oléacranienne	Articulación del codo
Arythmie	Arrítmia
Arythmie cardiaque	Arrítmia cardíaca
Ascenseur	Elevador
Ascite	Ascitis
Aspartate transaminase (SGOT)	Aspartato aminotransferasa (AST, transaminasa glutámico-oxalacética GOT)
Asphyxie	Asfixia
Aspirine	Aspirina
Assurance maladie	Seguro de salud
Asthme	Asma
Astigmatisme	Astigmatismo
Astrocyte	Astrocito
Atonie	Atonía
Atrésie anale	Atresia anal
Atrophie	Atrofia
Atropine	Atropina
Attaque	Ataque
Attaque cérébrale (accident vasculaire cérébral)	Derrame cerebral (accidente cerebrovascular)
Attaque physique	Asalto físico
Audiométrie	Audiometría
Audiométrie vocale	Audiometría del habla
Augmentation d'un ganglion lymphatique (lymphadénopathie)	Aumento de volumen de los ganglios linfáticos (linfadenopatía)
Augmentation de la langue (macroglossie)	Lengua más grande de lo normal (macroglosia)
Augmentation du foie (hépatomégalie)	Aumento del tamaño del hígado (hepatomegalia)
Aujourd'hui	Hoy
Auriculaire (petit doigt)	Dedo meñique
Autisme	Autismo
Automutilation	Autolesión (automutilación)
Autopsie	Autopsia
Avant-bras	Antebrazo

Français	Español
Aversion pour la nourriture	Aversión por la comida
Avitaminose	Avitaminosis
Avortement	Aborto inducido
Avortement à répétition	Aborto habitual
Azote d'urée dans le sang	Nitrógeno ureico en sangre (BUN)
Baby blues	Baby blues (leve depresión post parto)
Bacteria	Bacteria
Bactériémie	Bacteriemia (bacteremia)
Bactériurie	Bacteriuria
Bâillement	Bostezo
Baisse de la pression artérielle (hypotension artérielle)	Presión sanguínea baja (hipotensión)
Balance	Balanza
Ballonnements et vesse (flatulence)	Hinchazón y gases (flatulencia, ventosidad)
Bandage	Venda
Banque du sperme	Banco de semen
Barbiturique	Barbitúrico
Barotraumatisme	Barotraumatismo (barotrauma)
Base du crâne	Base del cráneo
Bassin contracté	Pelvis contraída
Bassin osseux	Pelvis
Béquille	Muleta
Bile	Bilis
Biligraphie intraveineuse	Biligrafia intravenosa
Bilirubine	Bilirrubina
Biomarqueur	Marcador biológico
Biopsie	Biopsia
Biopsie d'un ventricule cérébral	Biopsia cerebral
Biopsie de peau	Biopsia de piel
Biopsie du foie	Biopsia hepática
Biopsie du ganglion lymphatoque	Biopsia de ganglio linfático
Biopsie endométriale	Biopsia endometrial
Biopsie ostéomédullaire	Biopsia de médula ósea
Biopsie pleurale	Biopsia pleural
Biopsie rénale	Biopsia renal
Biopsie stéréotaxique	Biopsia estereotáctica
Biopsie thyroïdienne	Biopsia de tiroides
Blanchisserie	Lavandería
Blastocyste	Blastocisto
Blessure	Herida
Blessure par balle	Herida de bala
Blessure par explosion	Lesión por explosión
Blessure par morsure	Herida por mordedura
Blessure thermique	Herida térmica
Blessures à la tête et blessures du cerveau	Lesiones de la cabeza y del cerebro
Bloc auriculo-ventriculaire	Bloqueo auriculoventricular
Bloc de branche	Bloqueo de rama
Bloc opératoire	Quirófano
Bloc trifasciculaire	Bloqueo trifascicular
Blouse de protection	Gabacha desechable
Boitillement	Cojera
Bossu	Joroba
Bouche	Boca
Bouffée de chaleur	Sofocos
Bouillotte	Bolsa de agua caliente (guatero)
Boulimie	Bulimia
Bourse séreuse	Bursa (bolsa sinovial)
Bras	Brazo
Brassard du manomètre	Manguito de presión arterial
Bronche	Bronquio
Bronchiole	Bronquiolo
Bronchodilatateur	Broncodilatador
Bronchographie	Broncografía
Bronchoscopie	Broncoscopia
Bronchospasme	Broncoespasmo
Brucelles	Pinzas
Bruit anormal émis lors de la respiration (stridor)	Estridor
Brûlure	Quemadura
Brûlure de l'estomac (pyrosis)	Ardor de estómago (acidez, pirosis)
Brûlure électrique	Quemadura eléctrica
Brûlures à la miction	Ardor al orinar
Bureau du médecin	Consultorio de médico
Cadavre	Cadáver
Caféine	Cafeína
Cage thoracique	Caja torácica
Caillot sanguin (thrombus)	Coágulo sanguíneo (trombo)
Calcanéus (calcanéum)	Calcáneo
Calcification	Calcificación
Calcitonine	Calcitonina
Calcium	Calcio
Calcul biliaire (cholélithiase)	Cálculo biliar (litiasis biliar)
Calcul dans l'uretère	Cálculo en el uréter (ureterolitiasis)
Calcul rénal (néphrolithiase, lithiase urinaire)	Piedra en el riñon (cálculo renal, litiasis renal)
Calcul urinaire (urolithiase)	Cálculo en el tracto urinario (urolitiasis)
Calendrier des vaccinations	Calendario de vacunación

Callosité	Callosidad (callo)
Camomille	Manzanilla
Camp de réfugiés	Campamento para refugiados
Canal artériel	Ductus arteriosus (conducto arterioso de Botal)
Canal de Schlemm	Canal de Schlemm
Canal éjaculateur	Conducto eyaculador
Canal galactophore	Conducto mamario (conducto galactóforo)
Canal lacrymonasal (canal lacrimal, canal des larmes)	Conducto nasolagrimal
Canal utérin	Canal del parto
Candidiase	Candidiasis
Candidose orale	Candidiasis oral (muguet oral)
Canine	Canino (diente colmillo)
Cannabis médical	Cannabis medicinal
Canule	Cánula
Canule de Guedel	Cánula orofaríngea (tubo de Mayo, cánula de Guédel)
Canule nasale	Cánula nasal
Capacité de mouvement	Capacidad de movimiento
Capillaire	Capilar
Capsule articulaire	Cápsula articular
Carcinome de l'endomètre	Carcinoma de endometrio
Carcinome embryonnaire	Carcinoma embrional
Cardiomyopathie	Miocardiopatía
Cardiopathie congénitale	Cardiopatía congénita
Cardiotocographie	Cardiotocografía
Carence en vitamine	Carencia de vitamina
Carence en vitamine A	Carencia de vitamina A
Carence en vitamine B1	Carencia de vitamina B1
Carence en vitamine B12	Carencia de vitamina B12
Carence en vitamine B2	Carencia de vitamina B2
Carence en vitamine B3	Carencia de vitamina B3
Carence en vitamine C	Carencia de vitamina C
Carence en vitamine D	Carencia de vitamina D
Carence en vitamine K	Carencia de vitamina K
Carence oestrogénique	Deficiencia de estrógenos
Carie dentaire	Caries
Carpe	Carpo
Cartilage	Cartílago
Cartilage articulaire	Cartílago articular
Cartilage cricoïde	Cartílago circoides
Caryotype	Cariotipo
Catécholamine	Catecolamina
Cathéter	Catéter
Cathéter à succion	Catéter de succión
Cathéter urologique	Catéter urinario
Cathétérisme cardiaque	Cateterismo cardíaco
Cause de la mort	Causa de muerte
Cautérisation	Cauterización
Cavité buccale	Cavidad bucal (cavidad oral)
Cavité tympanique	Cavidad timpánica
Cécité	Ceguera
Cécité nocturne (héméralopie)	Ceguera nocturna (nictalopia)
Cellule	Célula
Cellulite	Celulitis
Cément	Cemento dental
Cent	Cien
Centre médical	Centro médico
Céphalée de tension	Cefalea tensional
Céphalocèle	Cefalocele
Céphalométrie	Cefalometría
Céphalosporine	Cefalosporina
Cercaire	Cercaria
Cerclage	Cerclaje
Cerveau	Cerebro
Cervelet	Cerebelo
Césarienne	Cesárea
Cétoacidose diabétique	Cetoacidosis diabética
Chaise d'évacuation	Silla de evacuación
Chambre de malade	Cuarto del paciente
Changement de la muqueuse	Cambios en la membrana mucosa
Changements d'appétit	Cambios en el apetito
Changements dans la forme des os	Cambios en la forma de los huesos
Changements dans les grains de beauté	Cambios en los lunares
Changements de conscience	Cambios en la conciencia
Changements de couleur de la peau	Cambios en el color de la piel
Changements de personnalité	Cambios de personalidad
Changements de sensation de goût	Cambios en la sensación de sabores
Changements de voix	Cambios en la voz
Changements des sensations olfactives	Cambios en la sensibilidad olfatoria
Changements des sensations tactiles	Cambios en la sensibilidad táctil
Changements psychiques	Cambios psíquicos
Charbon actif	Carbón activado
Chariot	Camilla

Charlotte à usage unique	Gorra desechable
Chausson	Pantuflas
Chemise de nuit	Camisón
Cheveu	Cabello
Cheville (cou-de pied)	Tobillo
Chimiothérapie	Quimioterapia
Chirurgie	Cirugía
Chleuasme (chloasma)	Melasma (cloasma)
Chloramphénicol	Cloranfenicol
Chlore	Cloro
Choc	Choque (shock)
Choc anaphylactique	Choque anafiláctico
Choc cardiogénique	Choque cardiogénico
Choc endotoxique	Choque endotoxico
Choc hypovolémique	Choque hipovolémico
Choc neurogénique	Choque neurogénico
Choc post-opératoire	Choque quirúrgico
Choc septique	Choque séptico
Choc spinal	Choque espinal
Choc traumatique	Choque traumático
Cholangiographie	Colangiografía
Cholangiopancréa-tographie rétrograde endoscopique	Colangiopancreato-grafía retrógrada endoscópica
Cholécystographie orale	Colecistografía oral
Cholestérol	Colesterol
Cholésterol sanguin élevée (hyper-cholestérolémie)	Colesterol elevado de la sangre (hipercolesterolemia)
Chorioamnionite	Infección de las membranas placentarias (corioamnionitis)
Choriocarcinome	Coriocarcinoma
Choriocentèse	Muestra de vellosidades coriónicas
Chorioméningite lymphocytaire	Coriomeningitis linfocítica
Chorion	Corion
Choroïde	Coroides
Chute	Caída
Cicatrice	Cicatriz
Cil	Pestaña
Cinq	Cinco
Cinq cents	Quinientos
Cinquante	Cincuenta
Cinquième	Quinto
Cinquième mois	Quinto mes
Cinquième semaine	Quinta semana
Circoncision	Circuncisión
Cire de l'oreille (cérumen)	Cerumen (cerilla)
Ciseau	Tijeras

Civière	Camilla enrollable
Clarté nucale	Traslucencia nucal
Claudication intermittente	Claudicación intermitente
Claustrophobie	Claustrofobia (miedo a los espacios cerrados)
Clavicule	Clavícula
Cleptomanie	Cleptomanía
Clitoris	Clítoris
Clystère	Enema (clisma)
Coagulation intravasculaire disséminée	Coagulación intravascular diseminada
Coarctation de l'aorte	Coartación de la aorta
Cobalt	Cobalto
Coccyx	Cóccix (coxis)
Cochlée	Cóclea (caracol)
Codéine	Codeína
Coeur	Corazón
Coeur pulmonaire	Enfermedad cardíaca pulmonar (cor pulmonale)
Coeur pulmonaire aigu	Cor pulmonale agudo
Colique	Cólico
Colique abdominale	Cólico abdominal
Colique néphrétique	Cólico nefrítico (cólico renal)
Coliques de bébé	Cólico del recién nacido
Collagène	Colágeno
Collapsus	Colapso
Collection de sang dans la trompe de Fallope (hématosalpinx)	Colección de sangre en la trompa de Falopio (hematosalpinx)
Collision	Colisión
Collyre (gouttes ophtalmiques)	Colirio
Côlon sigmoïde	Colon sigmoide
Colonne vertébrale (rachis)	Columna vertebral
Colonoscopie	Colonoscopia
Colposcopie	Colposcopia
Coma	Coma
Coma diabétique	Coma diabético
Combat	Pelea
Commotion cérébrale	Conmoción cerebral
Communication inter-auriculaire	Comunicación interauricular
Communication inter-ventriculaire	Comunicación interventricular
Complexe articulaire de l'épaule	Articulación del hombro
Composite dentaire	Empaste (emplomadura)
Compresse	Compresa

Compression cérébrale	Compresión cerebral
Compression du nerf	Compresión del nérvio
Comprimé	Comprimido
Comprimé effervescent	Solubilizantes (comprimidos dispersables en agua)
Conception (fécondation)	Fecundación (fertilización)
Conduit auditif externe (canal auriculaire)	Conducto auditivo externo
Confusion	Confusión
Congestion nasale	Congestión nasal
Conisation	Conización
Constipation	Estreñimiento
Contagieux (contagieuse)	Contagioso
Contraceptif	Anticonceptivo
Contraception orale	Píldora anticonceptiva
Contractions utérines du travail	Contracciones del trabajo de parto (contracciones uterinas)
Contracture	Contractura
Contracture musculaire	Contractura muscular
Contusion	Contusión
Contusion cérébrale	Contusión cerebral
Convulsion hyperthermique	Convulsiones febriles
Convulsions	Convulsiones
Cor (cal)	Ampolla (callo)
Corde vocale	Cuerda vocal
Cordocentèse	Cordocentesis
Cordon ombilical	Cordón umbilical
Cornée	Córnea
Coronarographie	Coronariografía
Corps	Cuerpo
Corps jaune	Cuerpo lúteo (cuerpo amarillo)
Cortex cérébral (écorce cérébrale)	Corteza cerebral
Corticostéroïde	Corticosteroide
Corticostéroïde	Corticosteroide
Corticostérone	Corticosterona
Cortisol (hydro-cortisone)	Cortisol (hidrocortisona)
Cortisone	Cortisona
Côte	Costilla
Cou	Cuello
Couche-culotte	Pañal
Coude	Codo
Coup	Golpe
Coup de chaleur	Golpe de calor
Coup de soleil (insolation)	Insolación
Couper	Cortar
Coups de pied	Patear
Couronne	Corona
Couronne de la dent	Corona del diente
Coussin de positionnement	Almohada de posicionamiento
Couverture	Manta (cobija)
Couverture	Cubrecama (colcha, manta)
Couveuse (incubateur)	Incubadora
Crachat purulent	Esputo que contiene pus
Crachat spumeux	Esputo espumoso
Cracher	Escupir
Crampe musculaire (spasme)	Espasmo muscular (calambre)
Crampes nocturnes des jambes	Calambres nocturnos en las piernas
Crâne	Calavera (cráneo)
Craniographie	Craneografía
Crème	Crema
Crème solaire	Protector solar
Crise de panique	Ataque de pánico
Crise tonico-clonique	Crisis tónico-clónica
Cristallin	Cristalino
Croûte	Costra
Cryo-extraction	Crío-extracción
Cryptorchidie	Criptorquidismo
Cuillère	Cuchara
Cuir chevelu	Cuero cabelludo (capa capilar)
Cuisse	Muslo (región femoral)
Cuivre	Cobre
Culture de crachat	Cultivo de esputo
Culture de gorge avec le coton-tige	Exudado faríngeo
Culture du liquide cérébro-spinal	Cultivo de líquido cefalorraquídeo
Culture microbiologique	Cultivo
Culture vaginale	Cultivo vaginal
Curetage	Legrado
Cuvette	Palangana (ajofaina)
Cyanose	Cianosis
Cycle menstruel	Ciclo menstrual
Cycle menstruel anormalement excessive (ménorragie)	Pérdida de sangre mayor durante la menstruación (menorragia)
Cypho-scoliose	Cifoescoliosis
Cyphose	Cifosis
Cystographie	Cistografía
Cystoscopie	Cistoscopia
Cytologie	Citología
Cytomégalovirus (CMV)	Citomegalovirus (CMV)
Cytostatique	Citostático
Daltonisme	Daltonismo
Déambulateur (cadre de marche, gadot)	Andador

Déboîtement (luxation)	Luxación (lujación, dislocación)
Débris	Materia de desperdicio
Déchirure	Desgarro
Déchirure ligamentaire	Desgarro de ligamento
Décollement de la rétine	Desprendimiento de retina
Décompensation cardiaque	Descompensación cardíaca
Dedans	Dentro
Défécation	Defecación
Défécographie	Defecografía
Défibrillateur	Desfibrilador
Défibrillateur manuel	Desfibrilador manual
Défibrillation	Desfibrilación
Déficit en facteur de la coagulation	Deficiencia de factor de coagulación
Déglutition douloureuse (odynophagie)	Dolor al tragar (odinofagia)
Dehors	Fuera
Déjeuner	Almuerzo
Delirium	Delirio
Demain	Día de mañana
Démarche traînante	Marcha arrastrando los pies
Déménce	Demencia
Déminéralisation	Desmineralización
Dendrite	Dendrita
Dent	Diente
Dent pourri	Diente podrido
Dent temporaire	Diente de leche
Dentifrice	Pasta de dientes (dentífrico)
Dentine (ivoire)	Dentina
Dentiste	Dentista
Déodorant	Desodorante
Dépendance (addiction)	Adicción (dependencia)
Dépression	Depresión
Dépression post-natale (dépression post-partum)	Depresión postparto (depresión postnatal)
Dermatoscopie (dermoscopie)	Dermatoscopia
Dermite séborrhéique infantile	Dermatitis seborreica infantil
Dernièr période menstruelle	Última menstruación
Derrière	Detrás
Déshydratation	Deshidratación
Désorientation	Desorientación
Desquamation	Desquamación
Détermination de l'heure de la mort	Determinación del tiempo de muerte
Deux	Dos
Deux cents	Doscientos

Deux mille	Dos mil
Deuxèmetrimestre	Segundo trimestre
Deuxième	Segundo
Deuxième mois	Segundo mes
Deuxième semaine	Segunda semana
Devant	Enfrente
Développement foetal	Desarrollo fetal
Développement sexuel prématuré du même sexe	Desarrollo sexual prematuro del mismo sexo
Développement sexuel prématuré du sexe opposé	Desarrollo sexual prematuro del sexo opuesto
Diabète	Diabetes
Diabète gestationnel	Diabetes gestacional
Diagnostic	Diagnóstico
Diagnostic différentiel	Diagnóstico diferencial
Diagnostic différentiel pour bilirubine sérique	Análisis de bilirrubina sérica
Diagnostic prénatal	Diagnóstico prenatal
Dialyse	Diálisis
Dialyse hépatique	Diálisis de hígado
Dialyse rénale	Diálisis renal
Diaphragme	Diafragma
Diaphragme	Diafragma
Diarrhée	Diarrea
Diencéphale	Diencéfalo
Différence de taille entres les pupilles (anisocorie)	Asimetría del tamaño de las pupilas (anisocoria)
Difficulté à déféquer (ténesme)	Dificultad para la defecación (tenesmo rectal)
Difficulté à uriner (dysurie)	Dificultad al orinar (disuria)
Difficulté de deglutition (dysphagie)	Dificultad para tragar (disfagia)
Difficulté de respiration	Dificultad de respiración
Difficulté respiratoire (dyspnée)	Falta de aire (disnea)
Difformité du pied	Deformidad del pie
Difformité spinale	Deformidad vertebral
Digestion	Digestión
Dilatation aiguë de l'estomac	Dilatación aguda del estómago
Dilatation cervicale	Dilatación del cuello uterino
Dilatation des pupilles provoquée par les médicaments	Dilatación pupilar inducida por fármacos
Dîner (souper)	Cena
Disque intervertébral	Disco intervertebral

Distorsion de la cheville	Distorsión del tobillo
Diurétique	Diurético
Diverticule du côlon	Divertículo del colon
Dix	Diez
Dix-huit	Dieciocho
Dix-huitième	Decimoctavo
Dix-huitième semaine	Decimoctava semana
Dix-neuf	Diecinueve
Dix-neuvième	Decimonoveno
Dix-neuvième semaine	Decimonovena semana
Dix-sept	Diecisiete
Dix-septième	Decimoséptimo
Dix-septième semaine	Decimoseptima semana
Dixième	Décimo
Dixième semaine	Décima semana
Doigt	Dedo de la mano
Don de sang	Donación de sangre
Donneur	Donante
Donneuse d'ovule	Donación de ovocitos
Dos	Espalda
Dose	Dosis
Douleur	Dolor
Douleur abdominale	Dolor abdominal
Douleur aiguë	Dolor agudo
Douleur au sein (mastodynie)	Dolor en la mama (mastalgia)
Douleur chronique	Dolor crónico
Douleur des sinus (sinusite)	Dolor de cabeza por sinusitis
Douleur épigastrique	Dolor epigástrico
Douleur lors du rapport sexuel (dyspareunie)	Relación sexual dolorosa (coitalgia, dispareunia)
Douleur pulsatile	Dolor pulsante
Douleur sourde	Dolor sordo
Douleur thoracique	Dolor torácico
Douleur tranchante	Dolor afilado
Douleurs ovulatoires (mittelschmerz)	Ovulación dolorosa
Douze	Doce
Douzième	Duodécimo
Douzième semaine	Duodécima semana
Drain	Sonda de drenaje
Drainage	Drenaje
Drainage postural	Drenaje postural
Drap	Sábana
Drépanocytose (anémie à cellules falciformes)	Anemia falciforme (anemia drepanocítica)
Droite	Derecha
Duodénum	Duodeno
Dure-mère	Duramadre
Durée de la contraction utérine	Duración de las contracciones uterinas
Durée de la grossesse	Duración del embarazo
Dynamomètre	Dinamómetro
Dysgénésie testiculaire	Disgénesis testicular
Dyslexie	Dislexia
Dyspepsie	Dispepsia (indigestión)
Dysplasie du col de l'utérus	Displasia del cuello uterino
Dystonie	Distonía
Eau	Agua
Eau dentifrice	Enjuague bucal (colutorio)
Ecchymose	Moretón (equimosis)
Échelle de Glasgow	Escala de coma de Glasgow
Échocardiographie	Ecocardiografía
Échocardiographie-doppler	Ecocardiografía doppler
Échoencéphalographie	Ecoencefalografía
Échographie	Ultrasonografía (ecografía)
Échographie abdominale	Ecografía abdominal (ultrasonido abdominal)
Échographie du foie (échographie hépatique)	Ecografía hepática (ultrasonido hepático)
Échographie du pancréas	Ecografía de páncreas (ultrasonido de páncreas)
Échographie la vésicule biliaire et les voies biliaires	Ecografía de vesícula y vías biliares
Échographie mammaire	Ecografía de mama (ultrasonido de mama)
Échographie rénale	Ecografía renal (ultrasonido renal)
Échographie thyroïdienne	Ecografía de la tiroides (ultrasonido de la tiroides)
Éclampsie	Eclampsia
Écorchure	Abrasión (escoriación)
Écoulement par le nez (rhinorhée)	Goteo nasal (rinorrea)
Eczéma	Eccema (eczema)
Édulcorant	Edulcorante artificial
Effets indésirables d'un médicament	Reacción adversa a medicamento
Égratignure	Rasguño
Éjaculation	Eyaculación
Éjaculation précoce	Eyaculación precoz
Élancement	Dolor tipo punzada

Français	Español
Élargissement de la distance des organes (hypertélorisme)	Aumento de la separación de los organos (hipertelorismo)
Élastine	Elastina
Électrisation (électrocution)	Choque eléctrico
Électro-encéphalographie (EEG)	Electroencefalografía
Électrocardiographie (ECG)	Electrocardiografía (ECG, EKG)
Électrochirurgie	Electrocirurgía
Électrode	Electrodo
Électrolyte	Electrolito
Électromyographie	Electromiografía
Électroneurographie	Electroneurografía
Électrophorèse des protéines	Electroforesis de proteínas séricas
Électrorétinographie	Electrorretinografía
Électrothérapie	Electroterapia
Éléphantiasis (filariose lymphatique)	Elefantiasis
Élévation de la température du corps	Aumento en la temperatura corporal
Émail dentaire	Esmalte dental
Embolie	Embolia
Embolie artérielle	Embolia arterial
Embolie de cholestérol	Embolismo graso
Embolie gazeuse	Embolia gaseosa
Embolie pulmonaire	Embolia pulmonar
Embryon	Embrión
Empoisonnement (toxicité)	Envenenamiento (intoxicación)
Empoisonnement alimentaires	Intoxicación alimentaria
Empoisonnement par l'alcool	Intoxicación por alcohol
Émulsion	Emulsión
En bas (au-dessous)	Abajo
En haut (au-dessus)	Arriba
Encéphalocèle	Encefalocele
Encéphalographie gazeuse	Neumoencefalografia
Encéphalopathie	Encefalopatía
Enclume	Yunque
Endométriose	Endometriosis
Endoscopie	Endoscopia
Endoscopie oeso-gastro-duodénale	Esofagogastroduodenoscopia
Engelure	Sabañón
Engourdissements dans les membres (paresthésie)	Adormecimiento de las extremidades

Français	Español
Enlèvement chirurgical de l'uterus (hystérectomie)	Extracción quirúrgica del útero (histerectomía)
Enlèvement chirurgical de la vésicule biliaire (cholécystectomie)	Extracción quirúrgica de la vesícula biliar (colecistectomía)
Enrouement	Ronquera
Entéroscopie	Enteroscopia
Entraînement de l'equilibre	Entrenamiento del equilibrio
Envie de l'ongle	Padrastro
Envie de vomir	Ganas de vomitar
Éosinophile	Eosinófilo
Épaule	Hombro
Épidémie	Epidemia
Épididyme	Epidídimo
Épilepsie	Epilepsia
Épisiotomie	Episiotomía
Éponge	Esponja
Éponge contraceptive	Esponja anticonceptiva
Épruve à la phéno-sulfonphtaléine	Prueba de la fenolsulfonftaleína
Épruve d'élimination de l'urée sanguine	Prueba de aclaramiento de urea sanguínea
Érection persistente douloureuse (priapisme)	Erección sostenida y dolorosa (priapismo)
Ergométrie	Ergometría
Ergothérapeute	Terapeuta ocupacional
Érosion du col de l'utérus	Erosión cervical
Érythème (rougeur de la peau)	Enrojecimiento de la piel (eritema)
Érythème infectieux (cinquième maladie)	Eritema infeccioso (quinta enfermedad)
Érythrocyte (hématie, globule rouge)	Eritrocito (glóbulo rojo)
Érythromycine	Eritromicina
Escarre (plaie de lit, ulcère de décubitus)	Úlcera de decúbito
Estomac	Estómago
Estradiol	Estradiol
Estrogène	Estrógeno
Éternuement	Estornudo
Étrier	Estribo
Examen du sein	Exploración física de mama
Examen gynécologique	Examen ginecológico
Examen médical	Exámen médico
Exanthème	Exantema
Exaspération (irritation)	Exasperación
Excrétion urinaire à prédominance nocturne (nycturie)	Emisión excesiva de orina durante la noche (nicturia)

Exercice	Ejercicio
Exercice de Kegel	Ejercicios de Kegel
Exercice de respiration	Ejercicios de respiración
Exophtalmie (proptose)	Exoftalmos
Expectorant	Expectorante
Explorations fonctionnelles hépatiques	Pruebas de función hepática
Expulsion du bébé	Expulsión del producto
Expulsion du placenta	Expulsión de la placenta
Extraction chirurgicale des pierres de la vessie (lithotomie)	Extracción quirúrgica de los cálculos (litotomía)
Extraction dentaire	Exodoncia dental
Face de la cavité abdominale	Pared abdominal
Facteurs de risque de la grossesse	Agentes teratogénicos
Faiblesse	Debilidad
Faim	Hambre
Faim excessive (polyphagie)	Aumento anormal de la necesidad de comer (polifagia)
Faisceau de His	Haz de His
Famine	Inanición
Fascia musculaire (périmysium)	Fascia profunda
Fasciculation musculaire	Crispar del músculo (fasciculación)
Fatigue (affaiblissement)	Cansancio (fatiga, letargo, astenia)
Fausse contraction (contraction de Braxton Hicks)	Contracción de Braxton Hicks
Fausse couche	Aborto espontáneo
Fauteuil roulant (charriot, charrette)	Silla de ruedas
Fèces	Excrementos (heces)
Fécondation in vitro	Fecundación in vitro
Fenêtre	Ventana
Fentanyl	Fentanilo
Fente labiale et fente palatine	Labio leporino (fisura labial)
Fer	Hierro (fierro)
Fermer	Cerrar
Fibrillation auriculaire	Fibrilación auricular
Fibrillation ventriculaire	Fibrilación ventricular
Fibrine	Fibrina
Fibrinogène	Fibrinógeno
Fibroblaste	Fibroblasto (célula fija)
Fièvre	Fiebre
Fièvre puerpérale	Fiebre puerperal
Fièvre récurrente	Fiebre reincidente
Fièvre Zika	Fiebre del Zika
Fil dentaite	Seda dental (hilo dental)
Fiole	Frasquito
Fissure anale	Fisura anal
Fistule anale	Fístula anal
Fixation thyroïdienne de l'iode 131	Captación tiroidea de 131yodo
Flexibilité anormale	Flexibilidad anormal
Fluide corporel	Fluido corporal
Fluoroscopie	Fluoroscopia
Foetoscopie	Fetoscopia
Foetus	Feto
Foie	Hígado
Follicule de Graaf	Folículo de Graaf
Folliculite	Foliculitis
Fond d'oeil	Exámen dilatado de fundus
Forage-biopsie	Punción aspiración con aguja fina
Forceps	Fórceps
Fourmillement	Hormigueo
Fracture à déplacement	Fractura-dislocación
Fracture comminutive	Fractura cominuta
Fracture des os	Fractura de hueso
Fracture ouverte	Fractura abierta
Fragments deboîtées	Dislocación de los fragmentos
Fréquence des contractions utérines	Frecuencia de las contracciones uterinas
Fréquence du pouls accélérée	Pulso acelerado
Frigidité	Frigidez
Frissonnement	Escalofrío (tiritón)
Front	Frente
Furoncle	Forúnculo (furúnculo)
Galactorrhée	Galactorrea
Gale (mal de Sainte-Marie)	Arador de la sarna (escabiosis)
Ganglion lymphatique (noeud lymphatique)	Ganglio linfático
Gangrène	Gangrena
Gangrène humide	Gangrena húmeda
Gants à usage unique	Guantes desechables
Gargouillements (borborygme)	Sonidos de tripas (borborigmo)
Gastroentérite	Gastroenteritis
Gastroscopie	Gastroscopia
Gauche	Izquierda
Gaz	Gas
Gaze	Gasa
Gel	Gel
Gel électroconductif	Gel conductor
Gélule	Cápsula
Gelure	Congelamiento
Gencive	Encía

Géniteur	Padre (primario)
Genou	Rodilla
Gentamicine	Gentamicina
Germes	Gérmenes
Gigantisme	Gigantismo
Glace	Hielo
Gland	Glande
Glande	Glándula
Glande de Bartholin	Glándula de Bartolino
Glande de Cowper (glande bulbo-uretrale)	Glándula bulbouretral (glándula de Cowper)
Glande lacrymale	Glándula lagrimal
Glande pinéale (épiphyse)	Glándula pineal (epífisis)
Glande salivaire	Glándula salival
Glande sébacée	Glándula sebácea
Glande sudoripare (sudorale)	Glándula sudorípara
Glande surrénale	Glándula suprarrenal
Globe oculaire	Globo ocular
Globuline	Globulina
Glomérule	Glomérulo
Glucagon	Glucagón
Glucocorticoïde	Glucocorticoide
Glucose	Glucosa
Glycogène	Glucógeno
Goitre	Bocio (coto)
Goitre multinodulaire	Bocio nodular
Gomme à la nicotine	Goma de mascar de nicotina
Gonade	Gónada
Gonadotrophine	Gonadotropina
Gonadotrophine chorionique	Gonadotropina coriónica
Gonflement (enflure)	Hinchazón
Goniomètre	Goniómetro
Gonioscopie	Gonioscopia
Gonorrhée (blennorragie, chaude-pisse)	Gonorrea (blenorragia, blenorrea)
Gorge	Garganta
Gouttes	Gotas
Gouttes auriculaires	Gotas óticas
Gouttes nasales	Gotas nasales
Grain de beauté (naevus)	Nevus (nevo)
Gramme	Gramo
Granulocyte (polynucléaire)	Granulocito
Granulocyte basophile	Basófilo
Greffe (transplantation)	Trasplante
Grippe (influenza)	Gripe (gripa, influenza)
Gros intestin (côlon)	Intestino grueso (colon)

Grossesse	Embarazo
Grossesse extra-utérine	Embarazo ectópico
Grossesse môlaire	Embarazo molar
Grossesse multiple	Embarazo múltiple
Grossissement	Engorde (ganar peso)
Groupe sanguin	Grupo sanguíneo
Groupe sanguin 0	Grupo sanguíneo 0
Groupe sanguin A	Grupo sanguíneoA
Groupe sanguin AB	Grupo sanguíneo AB
Groupe sanguin B	Grupo sanguíneo B
Guérison	Recuperación
Gynécologie	Ginecología
Hallucination	Alucinación
Hanche	Articulación de la cadera
Hélicoptère	Helicóptero
Hémangiome capillaire	Hemangioma capilar (marca de fresa)
Hématocrite	Hematocrito
Hématome	Hematoma
Hématome épidural	Hematoma epidural
Héméralopie	Falta de visión en luz brillante (hemeralopia)
Hémivertèbre	Hemivértebra
Hémoculture	Hemocultivo
Hémoglobine	Hemoglobina
Hémoglobine dans l'urine (hémoglobinurie)	Hemoglobina en orina (hemoglobinuria)
Hémogramme (numération formule sanguine)	Hemograma (conteo sanguíneo completo)
Hémophilie	Hemofilia
Hémorragie artérielle	Hemorragia arterial
Hémorragie épidurale	Hemorragia epidural
Hémorroïdes	Hemorroides
Hémostatique	Hemostático
Héparine	Heparina
Hermaphrodisme	Hermafroditismo
Hernie	Hernia
Hernie discale	Hernia discal
Hernie ombilicale	Hernia umbilical
Herpangine	Herpangina
Herpès (infection herpétique)	Herpes simple
Herpès génital	Herpes genital
Heure	Hora
Hidrate de carbone (glucide)	Carbohidrato
Hier	Ayer
Hippocratisme digital (doigts en baguettes de tambour)	Acropaquia (hipocratismo digital)
Hirsutisme	Hirsutismo
Hôpital	Hospital
Hoquet	Hipo

Hormne lutéinisante	Hormona luteinizante (lutropina)	**Hypertension artérielle essentielle**	Hipertensión esencial
Hormone	Hormona	**Hypertension artérielle pulmonaire**	Hipertensión arterial pulmonar
Hormone antidiurétique (vasopressine)	Hormona anidiurética (arginina vasopresina)	**Hypertension secondaire**	Hipertensión secundaria
Hormone corticotrope (adre-nocorticotropic hormone, ACTH)	Hormona adrenocorticotropa (corticotropina, corticotrofina)	**Hyperthermie**	Hipertermia
Hormone de croissance (somatotropine)	Hormona de crecimiento somatotropa	**Hyperthyroïdie**	Hipertiroidismo
Hormone mélanotrope (mélanocortine, mélanotropine)	Melanotropina	**Hypertrophie**	Hipertrofia
Hormonothérapie de substitution	Terapia de sustitución hormonal	**Hypertrophie de l'utérus**	Hipertrofia del útero
Huile d'amande	Aceite de almendras dulces	**Hypertrophie ventriculaire**	Hipertrofia ventricular
Huile de jojoba	Aceite de jojoba	**Hyperuricémie**	Hiperuricemia
Huile de ricin	Aceite de ricino	**Hyperventilation**	Hiperventilación
Huile essentielle	Aceite esencial	**Hypervitaminose**	Hipervitaminosis
Huile minérale	Aceite mineral	**Hypervolémie (augmentation du volume de sang dans les vaisseaux)**	Hipervolemia (aumento del volumen de sangre en la circulación)
Huit	Ocho	**Hypnotique (somnifère)**	Hipnótico
Huit cents	Ochocientos	**Hypoalbuminémie**	Hipoalbuminemia
Huitième	Octavo	**Hypocalcémie**	Hipocalcemia
Huitième mois	Octavo mes	**Hypocondrie**	Hipocondría
Huitième semaine	Octava semana	**Hypoglycémie**	Hipoglicemia
Hydrocèle	Hidrocele	**Hypoinsulinisme**	Hipoinsulinismo
Hydrocéphalie	Hidrocefalia	**Hypokaliémie**	Hipocaliemia
Hydrothérapie	Hidroterapia	**Hypoparathyroïdie**	Hipoparatiroidismo
Hymen	Himen	**Hypophyse (glande pituitaire)**	Hipófisis (glándula pituitaria)
Hyperactivité	Hiperactividad	**Hypopituitarisme**	Hipopituitarismo
Hyperaldostéroni-sme	Aldosteronismo (hi-peraldosteronismo)	**Hypotension et syncope**	Hipotensión y síncope
Hypercalcémie	Hipercalcemia	**Hypothalamus**	Hipotálamo
Hyperemesis gravidarum	Hiperémesis gravídica	**Hypothermie**	Hipotermia
Hyperhémie ovarienne	Hiperemia del ovario	**Hypothyroïdie**	Hipotiroidismo
Hyperinsulinisme	Hiperinsulinismo	**Hypotonie**	Hipotonía
Hyperkaliémie	Hiperpotasemia (hipercalemia)	**Hypotonie musculaire**	Hipotonía muscular
Hypermétropie	Hipermetropía	**Hypotrophie foetale**	Hipotrofia fetal
Hyperparathyroïdie	Hiperparatiroidismo	**Hypoxie**	Hipoxia
Hyperpituitarisme	Hiperpituitarismo	**Hystérie**	Histeria
Hyperplasie endométriale	Hiperplasia endometrial	**Hystérosalpingo-graphie**	Histerosalpingogra-fía
Hyperplasie pseudo-épithéliomateuse	Hiperplasia pseudo-epiteliomatosa	**Hystéroscopie**	Histeroscopia
Hypersensibilité aux stimuli extérieurs (hyperesthésie)	Sensación exagerada de los estímulos táctiles (hiperestesia)	**Ictère (jaunisse)**	Ictericia
Hypersialorrhée (ptyalisme)	Sialorrea (ptialismo)	**Ictère néonatal**	Ictericia del recién nacido
		Iléon (ileum)	Íleon
		Iléus méconial	Enfermedad de Hirschsprung (megacolon agangliónico)
		Ilion (ilium)	Ilion
		Imagerie par résonance magnétique (IRM)	Imagen por resonancia magnética (IRM)

Français	Español
Imagerie par résonance magnétique fonctionnelle (IRMf)	Imagen por resonancia magnética funcional (IRMf)
Imbécillité	Imbecilidad
Immobiliseur de tête	Inmovilizador de cabeza
Immunodéficience	Inmunodeficiencia
Immunoglobuline	Inmunoglobulina
Immunosuppresse-ur	Inmunosupresor
Impétigo	Impétigo
Implant mammaire	Implante de mama
Implantation	Implatación
Impotence	Impotencia
Incapacité d'uriner	Incapacidad para orinar
Incapacité de se mouvoir	Incapacidad de movimiento
Incendie	Incendio (fuego)
Incisive	Incisivo
Incompétence cervicale	Incompetencia cervical
Incontinence	Incontinencia
Incontinence urinarie d'effort	Incontinencia urinaria por estrés
Incontinence urinaire	Incontinencia urinaria
Index	Dedo índice
Indigestion	Indigestión
Infarctus	Infarto
Infarctus du myocarde	Infarto de miocardio
Infection	Infección
Infection à Chlamydia	Infección por clamidia
Infection bactérienne	Infección bacteriana
Infection fongique	Infección por hongos
Infection par le virus du papillome humain (VPH)	Infeccion por el virus del papilom humano (VPH)
Infection virale	Infección viral
Infections TORCH	Infecciones TORCH
Infertilité (stérilité)	Infertilidad
Infestation par des poux (pédiculose)	Infestación por piojos (pediculosis)
Infestation par des poux du pubic (phtiriase)	Infestación por ladilla (ftiriasis)
Infestation par des vers parasites intestinaux (helminthiase)	Infestación de gusanos (helmintiasis)
Infirmerie	Enfermería
Infirmier	Enfermera
Infirmité motorice cérébrale	Parálisis cerebral
Inflammation	Inflamación
Inflammation de l'appendice iléo-caecal (appendicite)	Inflamación del apéndice (apendicitis)
Inflammation de l'endomètre (endométrite)	Inflamación del endometrio (endometritis)
Inflammation de l'épididyme (épididymite)	Inflamación del epidídimo (epididimitis)
Inflammation de la mamelle (mastite)	Inflamación del seno (mastitis)
Inflammation de la prostate (prostatite)	Inflamación de la próstata (prostatitis)
Inflammation de la vessie (cystite)	Inflamación de la vejiga urinaria (cistitis)
Inflammation de la vulve (vulvite)	Inflamación de la vulva (vulvitis)
Inflammation des testicules (orchite)	Inflamación del testículo (orquitis)
Inflammation des veines (phlébite)	Inflamación de las venas (flebitis)
Inflammation du péritoine (péritonite)	Inflamación del peritoneo (peritonitis)
Inflammation du vagin (vaginite)	Inflamación de la vagina (vaginitis)
Inhalation	Inhalación
Injection	Inyección
Injection intracytoplasmique de spermatozoïdes	Inyección intracitoplasmática de espermatozoides
Inondation	Inundación
Insémination artificielle	Inseminación artificial
Insomnie	Insomnio
Insuffisance rénale aiguë	Insuficiencia renal aguda
Insuffisance rénale chronique	Insuficiencia renal crónica
Insuline	Insulina
Intensité des contractions utérines	Intensidad de contracciones uterinas
Interféron	Interferón
Intestin	Intestin
Intestin grêle	Intestino delgado
Intolérance au gluten	Intolerancia al gluten
Intolérance au lactose	Intolerancia a la lactosa
Intubation	Intubación
Iode	Yodo (iodo)
Iris	Iris
Irradiation ionisante	Exposición a las radiaciones ionizantes
Ischémie	Isquemia
Ischium	Isquión
Jambe	Pierna
Jéjunum	Yeyuno
Joue	Mejilla (carrillo)

Jour	Día
Jumeaux	Gemelos
Jumeaux dizygotes	Gemelos dicigóticos (mellizos)
Jumeaux monozygotes	Gemelos monocigóticos
Kératine	Queratina
Kératose (kératodermie)	Keratosis
Kernictère	Kernicterus (encefalopatía neonatal bilirrubínica)
Kyste	Quiste
Kyste ovarien	Quiste ovárico
Laboratoire	Laboratorio
Lacération	Laceración
Lactation	Lactancia
Langue	Lengua
Laparoscopie	Laparoscopia
Laparoscopie (coelioscopie)	Cirugía laparoscópica
Larme	Lágrima
Laryngoscope	Laringoscopio
Laryngoscopie	Laringoscopia
Laryngospasme	Laringoespasmo
Larynx	Laringe
Lavage gastrique	Lavado gástrico
Lavement baryté	Enema de bario con doble contraste
Laver	Darse un baño
Laxatif	Laxante
Le matin	Por la mañana
Le soir	Por la noche
Lentilles de contact	Lentes de contacto (lentillas, pupilentes)
Lésion du nerf	Lesión de nervio
Lésion du nerf périphérique	Lesión de nervio periférico
Lésions mécaniques	Lesiones mecánicas
Lésions thermiques	Lesiones térmicas
Leucocyte	Leucocito
Leucorrhée	Leucorrea
Lèvre	Labio
Ligament	Ligamento
Ligature des canaux déférents des testicules (vasectomie)	Esterilización quirúrgica masculina (vasectomía)
Liquide amniotique	Líquido amniótico
Liquide cérébro-spinal	Líquido cefalorraquídeo (líquido cerebrospinal)
Liquide interstitiel	Líquido intersticial (líquido tisular)
Liquide synovial	Líquido sinovial
Lit	Cama
Lithopédion (enfant pétrifié)	Litopedion
Litre	Litro
Lochies	Loquios
Lombalgie	Dolor de espalda baja (lumbalgia)
Lombalgie posturale	Dolor de espalda postural
Lombes	Espalda baja
Lordose	Lordosis
Lotion	Loción
Lubrifiant	Lubricante
Lumière	Luz
Lunettes de vue	Gafas
Luxation congénitale de la hanche	Displasia congénita de la cadera (luxación congénita de cadera)
Luxation incomplète (subluxation)	Desplazamiento de una articulación (subluxación)
Lymphe	Linfa
Lymphocyte	Linfocito
Lymphoedème	Linfedema
Lymphographie	Linfografía
Mâchoire	Quijada
Macrosomie foetale	Macrosomía fetal
Magnésium	Magnesio
Magnétoencéphalo-graphie	Magnetoencefalogra-fía
Main	Mano
Majeur	Dedo corazón
Mal à la gorge (inflammattion du pharinx, pharingite)	Mal de garganta (inflamación de la faringe, faringitis)
Mal aigu des montagnes	Mal de montaña (mal de altura)
Mal de dents	Dolor de muelas
Mal de dos (dorsalgie)	Dolor de espalda (dorsalgia)
Mal de mer	Mal de mar
Mal de tête (céphalée)	Dolor de cabeza
Malabsorption	Malabsorción
Maladie auto-immune	Enfermedad autoinmune
Maladie cardiaque (cardiopathie)	Enfermedad del corazón (cardiopatía)
Maladie coeliaque	Celiaquía (enfermedad celíaca)
Maladie coronarienne	Enfermedad coronaria
Maladie de décompression (maladie des plongeurs, maladie des caissons)	Síndrome de decompresión (enfermedad de los buzos, mal de presión)
Maladie de Hirschsprung (mégacolôn)	Enfermedad de Hirschsprung (megacolon agangliónico)
Maladie de Morquio (muco-polysaccharidose type IV)	Enfermedad de Morquio (mucopolisacaridosis tipo IV)

Maladie des membranes hyalines (détresse respiratoire néonatale)	Enfermedad de la membrana hialina (síndrome de distrés respiratorio)
Maladie du cri du chat (syndrome de Lejeune)	Síndrome del maullido del gato (síndrome de Lejeune)
Maladie du matin (nausées et vomissements de la grssesse)	Enfermedad de la mañana (náusea gravídica)
Maladie hémolytique du nouveau-né	Enfermedad hemolítica del recién nacido (eritroblastosis fetal)
Maladie hémolytique du nouveau-né	Enfermedad hemolítica del recién nacido (incompatibilidad Rh)
Maladie parasitique (parasitose)	Enfermedad parasitaria (parasitosis)
Maladie pelvienne inflammatoire	Enfermedad pélvica inflamatoria
Maladie professionnelle	Enfermedad profesional
Maladie vénérienne	Enfermedad de transmisión sexual
Maladies des vaisseaux sanguins	Enfermedades de los vasos sanguíneos
Maladies des valves cardiaques	Enfermedades de las válvulas del corazón
Maladies infectieuses des enfants	Enfermedades infantiles contagiosas
Malformation congénitale du coeur	Malformación cardiaca congénita
Malformations utérines	Malformaciones uterinas
Malnutrition	Desnutrición
Mamelon (papille)	Pezón
Mammite puerpérale	Mastitis puerperal
Mammographie	Mamografía
Mandibule	Mandíbula
Manganèse	Manganeso
Manie	Manía
Manométrie oesophagienne	Manometría esofágica
Marqueur tumoral	Marcador tumoral
Marteau (malléus)	Martillo (malleus)
Masque à oxygène	Máscara de oxígeno
Masque de protection	Mascarilla desechable
Masque de réanimation	Máscara de reanimación
Masque laryngé	Máscara laríngea
Mastopathie	Mastopatía
Mastopathie fibrocystique	Mastitis quística crónica (enfermedad fibroquística)
Matelas	Colchón
Matelas immobilisateur à dépression	Colchón al vácio
Maternité	Hospital de maternidad
Matière grasse	Grasa
Matin	Mañana
Mauvaise heleine (halitose)	Mal aliento (halitosis)
Méconium	Meconio
Médecin	Médico
Médecin généraliste (médecin omnipraticien)	Médico de cabecera
Médiastinoscopie	Mediastinoscopia
Médicament	Medicamento (fármaco)
Médicament anti-obésité	Fármaco antiobesidad
Médicament antianémique	Antianémico
Médicament antidiabétique	Antidiabético
Médicament antidiarrhéique	Antidiarréico
Médicament antiprotozoal	Antiprotozoario
Médicament antirhumatismal	Antireumático
Médicament antiviral	Fármaco antiviral
Médicament cardiotonique	Cardiotónico
Médicament contre la dépendance à l'alcool	Fármaco antialcohólico
Médicament digestif	Digestivo
Médicament pour interrompre le déclenchement du travail (tocolytique)	Fármaco utilizado para suprimir el trabajo de parto prematuro (tocolítico)
Médicaments abortifs	Fármacos abortivos
Médicine nucléaire	Medicina nuclear
Mégacolôn	Megacolon
Mélanine	Melanina
Mélatonine (hormone du sommeil)	Melatonina
Membrane synoviale	Membrana sinovial
Membre inférieur	Miembro inferior
Membres sourds	Torpeza en las extremidades
Méninge	Meninge
Méningocèle	Meningocele

Méningoencphalo-cèle	Meningoencefaloce-le
Ménisque	Menisco
Ménopause	Menopausia
Menton	Barbilla (mentón)
Mère	Madre
Mère porteuse	Madre de alquiler
Métabolisme basal diminué	Metabolismo basal lento
Metabolisme de base accéléré	Metabolismo basal acelerado
Métacarpe	Metacarpo
Métatarse	Metatarso
Météoropathie	Meteoropatía
Méthadone	Metadona
Méthode de Heimlich	Maniobra de Heimlich
Microcéphalie	Microcefalia
Microgramme	Microgramo
Miction	Micción
Miction fréquente	Micción frecuente
Mifépristone	Mifepristona
Migraine	Migraña (jaqueca)
Milium (grutum, acné miliaire)	Milium (milia)
Mille	Mil
Milliard	Mil millones (miliarda)
Milligramme	Miligramo
Millilitre	Mililitro
Million	Millón
Minéral	Mineral
Minéralcorticoïde	Mineralocorticoide
Minute	Minuto
Mobilité atriculaire limitée	Rango de movimiento articular limitado
Moelle allongée (medulla oblongata, bulbe rachidien, myélencéphale)	Bulbo raquídeo (médula oblongada, miencéfalo)
Moelle du cerveau	Médula cerebral
Moelle épinière (moelle spinale)	Médula espinal
Moelle osseuse	Médula ósea
Mois	Mes
Molaire	Molar
Mollet	Pantorrilla
Molybdène	Molibdeno
Moniteur de signes vitaux	Monitor de signos vitales
Monitoring de la pression artérielle	Monitorización de la presión arterial
Monocyte	Monocito
Morceau	Pieza
Mordre	Morder
Morgue	Depósito de cadáveres (morgue)
Morphine	Morfina
Morsure	Mordedura
Morsure d'un animal infecté par le virus de la rage	Mordedura de un animal enfermo de rabia
Mort	Muerte
Mort naturelle	Muerte natural
Mort violente	Muerte violenta
Mort-né	Nacido muerto
Morula	Mórula
Mourir	Morir
Mousse	Espuma
Mousse contraceptive	Espuma anticonceptiva
Mouvements actifs fœtaux	Movimiento fetal
Mouvements involontaires anarchiques des globes oculaires (opsoclonus)	Movimientos involuntarios y rápidos de los ojos (opsoclonus)
Mucocèle	Mucocele
Mucolytique	Mucolítico
Mucoviscidose (fibrose kystique)	Fibrosis quística (mucoviscidosis)
Mucus	Moco
Mucus dans les selles	Moco en las heces
Mucus nasal	Moco (mucus) nasal
Multipare	Multigrávida
Muqueuse	Mucosa
Muqueuse gastrique	Mucosa estomacal
Muqueuse utérine (endomètre)	Mucosa interior del útero (endometrio)
Muscle	Músculo
Muscle ciliaire	Músculo ciliar
Muscle flasque (hypotonie musculaire)	Músculo flácido
Muscle glutéal	Músculo glúteo
Muscle lisse	Múscolo liso
Myélographie	Mielografía
Myélographie lombaire	Mielografía lumbar
Myélographie sous-occipitale	Mielografía cervical suboccipital
Myéloméningocèle	Mielomeningocele
Myocarde	Miocardio
Myome	Mioma
Myopie	Miopía
Myorelaxant	Relajante muscular (miorrelajante)
Naissance après terme	Parto postérmino
Nanisme	Enanismo
Narcolepsie (maladie de Gélineau)	Narcolepsia (síndrome de Gelineau, epilepsia del sueño)
Narine	Narina
Nausée	Náusea
Nécrose	Necrosis
Néonatologie	Neonatología

Néphropathie diabétique	Nefropatía diabética
Nerf	Nervio
Nerf crânien	Nervio craneal
Nerf optique	Nervio óptico
Nerf spinal	Nervio espinal
Neuf	Nueve
Neuf cents	Novecientos
Neurasthénie	Neurastenia
Neuropathie diabétique	Neuropatía diabética
Neuvième	Noventa
Neuvième mois	Noveno mes
Neuvième semaine	Novena semana
Névralgie	Neuralgia
Névrose (neurose)	Neurosis
Nez	Nariz
Nodule	Nudo
Noeud atrio-ventriculaire	Nódulo auriculoventricular
Noradrénaline	Noradrenalina
Nouveau-né	Neonato (recién nacido)
Nouveau-né prématuré	Recién nacido pre-término
Noyade	Ahogamiento
Nuit	Noche
Numéro	Número
Nuque	Nuca
Nutriment (élément nutritif)	Nutrimento (nutriente)
Nystagmus	Nistagmo
Nystatine	Nistatina
Obésité	Obesidad
Obstétricien	Tocólogo (obstetra)
Obstétrique	Obstetricia
Ocytocine (oxytocine)	Oxitocina
Oedème	Edema (hidropesía)
Oedème cérébral	Edema cerebral
Oedème de Quincke (angio-oedème)	Angioedema (edema de Quincke)
Oedème généralisé (anasarque)	Anasarca
Oedème postural	Edema postural
Oedème pulmonaire	Edema pulmonar
Oeil	Ojo
Oeil sec (kérato-conjonctivite sèche)	Sequedad de los ojos (xeroftalmia)
Oesophage	Esófago
Oestrogène placentaire	Estrógeno de la placenta
Ombilic (nombril)	Ombligo (pupo)
Ongle	Uña
Ongle incarné (onychocryptose)	Uña encarnada (onicocriptosis)
Onze	Once
Onzième	Undécimo
Onzième semaine	Undécima semana
Opération chirurgicale	Operación quirúrgica

Opération de chirurgie esthétique de la paroi abdominale (abdominoplastie)	Cirugía estética del abdomen (abdominoplastia)
Opération de chirurgie esthétique des seins (mammoplastie)	Cirugía estética de los senos (mamoplastia)
Ophtalmoscopie	Oftalmoscopia
Opioïde	Opioide
Orbite de l'oeil	Órbita
Ordonnance médicale	Receta
Oreille	Óido
Oreille moyenne	Oído medio
Oreiller	Almohada
Oreillette	Aurícula cardíaca (atrio)
Oreillons (parotidite virale)	Paperas (parotiditis)
Organe	Órgano
Orientation	Orientación
Orteil	Dedo del pie
Orthopédie	Ortopedia
Os	Hueso
Os coxal	Hueso coxal
Os frontal	Hueso frontal
Os maxillaire	Hueso maxilar superior (maxila)
Os nasal	Hueso proprio de la nariz (hueso nasal)
Os occipital	Hueso occipital
Os pariétal	Hueso parietal
Os pubien	Pubis
Ostéo-arthropathie hypertrophiante de Pierre Marie (syndrome de Marie-Bamberger)	Osteoartropatía hipertrófica (enfermedad de Bamberger-Marie)
Ostéodensitométrie	Densitometría ósea
Ostéoporose	Osteoporosis
Otoscopie	Otoscopía
Ouate (coton hydrophile)	Algodón hidrófilo
Ouragan	Huracán
Ouverture chirurgicale dans la trachée (trachéotomie)	Incisión quirúrgica en la tráquea (traqueotomía)
Ouvrir	Abrir
Ovaire	Ovario
Ovogenèse	Ovogénesis
Ovulation	Ovulación
Ovule	Óvulo
Ovule (suppositoire vaginal)	Supositorio vaginal
Oxycodone	Oxicodona
Palais osseux	Paladar óseo
Palaise	Paladar
Pâleur	Palidez
Palpation	Palpación

Français	Español
Palpitation	Palpitación
Pancréas	Páncreas
Pancréas aberrant	Pancreas aberrante
Pandémie	Pandemia
Pansement	Apósito
Pansement	Tira adhesiva sanitaria
Papille gustative	Papila gustativa
Par voie orale	Por vía oral
Paracétamol	Paracetamol
Paraffine	Parafina
Paralysie	Parálisis
Paranoïa	Paranoia
Parathormone (hormone parathyroïdienne)	Parathormona (hormona paratiroidea, paratirina)
Parathyroïde	Glándula paratiroides
Parent biologique	Padre biológico
Parésie	Paresis
Parité	Paridad
Parodontite	Periodontitis (piorrea)
Parti supérieur du dos	Espalda superior
Partie supérieure du bras	Parte superior del brazo
Pastille	Pastilla
Patch test	Prueba de emplasto (prueba del parche)
Pâte	Pasta
Pathologie	Patología
Patient (malade)	Paciente
Paume	Palma
Paumes des mains chaudes et humides	Palmas de las manos calientes y mojadas
Paupière	Párpado
Pavillon auriculaire	Pabellón auricular (aurícula)
Peau	Piel
Pectus carinatum	Pectus carinatum
Pédiatrie	Pediatría
Pellicule	Caspa
Pelvigraphie	Pelvigrafía
Pelvimétrie	Pelvimetría
Pénicilline	Penicilina
Pénis	Pene (falo)
Perceuse	Taladro
Percussion	Percusión
Père	Padre
Perfusion	Infusión
Péricarde	Pericardio
Périmétrie	Campimetría (perimetría)
Périnée	Periné (perineo)
Péritoine	Peritoneo
Péritonite méconiale	Peritonitis meconial
Persistance du canal artériel	Ductus arterioso persistente (conducto arterioso persistente)
Personnalité borderline	Trastorno límite de la personalidad
Perte d'appétit	Pérdida del apetito
Perte d'habileté d'expression du langage (mutisme, aphasie)	Pérdida de capacidad de producir lenguaje (afasia)
Perte d'ouïe	Pérdida de la capacidad auditiva
Perte de cheveux excessive	Aumento de la caída del cabello
Perte de la sensibilité aux odeurs (anosmie)	Pérdida del sentido del olfato (anosmia)
Perte de la vue dans une moitié du champ visuel (hémianopsie)	Pérdida de la mitad del campo visual (hemianopsia)
Perte de mémoire	Pérdida de la memoria
Perte du sens du goût (agueusie)	Pérdida del sentido del gusto (ageusia)
Perte du sens du toucher	Pérdida del sentido del tacto
Pertes vaginales	Flujo vaginal
Pet (flatulence, vesse)	Tener gases (flatulencia)
Pétéchie	Petequia
Petit déjeuner	Desayuno
pH-métrie foetale	pH-metría fetal
Phalange	Falange
Pharmacie	Farmacia
Pharmacien	Farmacéutico
Pharynx	Faringe
Phase prodromique	Síndrome prodrómico
Phénylcétonurie	Fenilcetonuria
Phlébographie	Flebografía
Phlébothrombose	Flebotrombosis
Phlyctène (ampoule, cloque)	Ampolla
Phobie	Fobia
Phosphatase alcaline	Fosfatasa alcalina
Phospholipide	Fosfolípido
Phosphore	Fósforo
Photophobie (crainte de la lumière)	Fotofobia (intolerancia a la luz)
Physiothérapeute	Fisioterapeuta
Physiothérapie	Fisioterapia
Phytothérapie	Fitoterapia
Pie-mère	Piamadre
Pied	Pie
Pied à perfusion	Intravenoso poste
Pied calcanéus	Pie calcáneo
Pied creux	Pie cavo (pes cavus)
Pied plat (pes planus)	Pie plano (pes planus, arcos vencidos)
Pied valgus	Pie valgo

Français	Español
Pied-bot (pied-bot équin)	Pie equinovaro (talipes equinovarus, pie bot, pie retorcido)
Pilosité excessive (hypertrichose)	Exceso de cabello (hipertricosis)
Pilule du lendemain (contraception postcoitale, contraception d'urgence)	Anticonceptivo de emergenci (a (contracepción poscoital)
Pince de homard (aplasie digitale, ectrodactylie)	Ectrodactilia en pie
Piqûre de moustique infecté	Picadura de mosquito infectado
Piqûre de tique infectée	Picadura de garrapata infectada
Placenta	Placenta
Placenta accreta	Placenta accreta
Placenta praevia	Placenta previa
Plagiocéphalie	Plagiocefalia
Plaie	Herida
Plaie par objet tranchant	Herida por corte
Plante	Planta del pie
Plaque dentaire	Placa dental
Plasma sanguin	Plasma sanguíneo
Plâtre pour immobilisation rigide	Escayola de inmovilización
Pléthysmographie	Pletismografía
Plèvre	Pleura
Plèvre pariétale	Pleura parietal
Plèvre viscérale	Pleura visceral
Pneumothorax	Neumotórax
Poids de naissance	Peso al nacer
Poids spécifique de l'urine	Gravedad específica de la orina
Poignet	Muñeca
Poil	Pelo
Poison	Veneno
Pollution chimique	Polución química
Polydactylie	Polidactilia
Polype	Pólipo
Polype au col de l'utérus	Pólipo cervical
Polype du côlon	Pólipo de colon
Polype utérin	Pólipo endometrial
Polysomnographie (polygraphie du sommeil)	Polisomnografía
Pommade	Ungüento (pomada)
Pommade à l'oxyde de zinc	Pasta de óxido de zinc
Ponction lombaire (rachicentèse)	Punción lumbar
Ponction sous-occipitale	Punción suboccipital
Ponction transthoracique percutanée à l'aiguille fine	Punción transtorácica aspirativa con aguja ultrafina
Pontage	By-pass
Pontage (shunt)	Shunt
Pore	Poro
Porphyrie	Porfiria
Porte	Puerta
Position de Trendelenburg	Posición de Trendelenburg
Position transversale du foetus	Feto posición transversal
Post-partum	Puerperio
Pot de chambre	Orinal
Potassium	Potasio
Potion	Poción
Poubelle	Papelera
Pouce	Dedo pulgar (pólice)
Poudre	Polvo
Poudre fluide	Polvo liquido
Poumon	Pulmón
Poumons	Pulmones
Pour l'application externe	De uso externo
Pousser	Empujar
Pré-éclampsie	Preeclampsia
Prélèvement des gaz du sang	Prueba de gases en la sangre
Prématurité	Parto pretérmino
Premier	Primero
Premier mois	Primer mes
Premier trimestre	Primer trimestre
Première période de menstruations (ménarche)	Primera menstruación (menarquia)
Première semaine	Primera semana
Premiers secours	Primeros auxilios
Prémolaire	Premolar
Prépuce	Prepucio
Présence de pus dans l'urine (pyurie)	Presencia de pus en la orina (piuria)
Présence de spermatozoïdes en quantité faible (oligospermie)	Bajo volumen de semen (oligospermia)
Présentation podalique (présentation du siège)	Posición de nalgas
Préservatif	Preservativo (condón, profiláctico)
Pression artérielle effondrée	Caída de la presión arterial
Pression artérielle élevée (hypertension artérielle)	Incremento de la presión sanguínea (hipertensión)
Pression veineuse centrale	Presión venosa central

Primigeste	Primigesta
Prise de pouls	Comprobación del pulso
Prise excessive d'aliments (hyperphagie)	Ingestas descontroladas de alimentos (hiperfagia)
Procréation médicalement assistée	Reproducción asistida
Produit de contraste	Medio de contraste
Profil biophysique foetal	Perfil biofísico fetal
Progestérone	Progesterona
Progestérone placentaire	Progesterona de placenta
Prolactine	Prolactina
Prolapsus de l'utérus	Prolapso del útero
Prolapsus du cordon ombilical	Prolapso del cordón umbilical
Prostate	Próstata
Protège-matelas	Sábana de hule para la incontinencia
Protéine	Proteína
Protéines dans les urines	Proteínas en la orina
Protéinurie (excès de protéines dans l'urine)	Proteinuria
Prurit	Prurito (picazón, comezón, rasquiña)
Psychiatrie	Psiquiatría
Psychologue	Psicólogo
Psychonévrose	Psiconeurosis
Psychopathie	Psicopatía
Psychose	Psicosis
Psychose puerpérale	Psicosis postparto
Psychostimulant	Psicoestimulante
Puberté précoce	Pubertad precoz
Puberté tardive	Retraso de la pubertad
Pulpe dentaire	Pulpa dentaria
Pupille	Pupila
Pupilles dilatées	Pupilas dilatadas
Pupilles diminuées	Pupilas pequeñas
Purgatif	Purgante (purgativo)
Purification	Purificación
Purpura	Púrpura
Pus	Pus
Pustule	Pústula
Pyélonéphrite (infection bactérienne des voies urinaires hautes)	Pielonefritis (infección urinaria alta)
Pyjama	Pijama (piyama)
Quadruplés	Cuatrillizos
Quarantaine	Cuarentena
Quarante	Cuarenta
Quarante-deuxième	Cuadragésimo segundo
Quarante-deuxième semaine	Cuadragésimo segunda semana
Quarante-et-unième	Cuadragésimo primero
Quarante-et-unième semaine	Cuadragésimo primera semana
Quarantième	Cuadragésimo
Quarantième semaine	Cuadragésima semana
Quatorze	Catorce
Quatorzième	Decimocuarto
Quatorzième semaine	Decimocuarta semana
Quatre	Cuatro
Quatre cents	Cuatrocientos
Quatre-vingt-dix	Noventa
Quatre-vingts	Ochenta
Quatrième	Cuarto
Quatrième mois	Cuarto mes
Quatrième semaine	Cuarta semana
Quinze	Quince
Quinzième	Decimoquinto
Quinzième semaine	Decimoquinta semana
Racine dentaire	Raíz del diente
Radiation	Radiación
Radiographie	Radiología
Radiographie	Radiografía
Radiographie de l'abdomen en bouillie de sulfate de baryum	Radiografía de esófago, estómago y duodeno tomada con comida baritada
Radiographie de la colonne vertébrale	Radiografía de la columna vertebral (radiografía vertebral)
Radiographie de thorax	Radiografía de tórax
Radiographie dentaire	Radiografía dental
Radiographie des os	Radiografía de hueso (radiografía ósea)
Radius	Radio
Rage	Rabia
Raideur	Agarrotamiento
Raideur articulaire	Rigidez de las articulaciones
Raideur de nuque (raideur méningée)	Rigidez de nuca (cuello rígido)
Raréfaction du volume des urines (oligurie)	Disminución de producción de orina (oliguria)
Rash (eczéma)	Sarpullido (erupción, eccema)
Rate	Bazo
Réaction de Coombs indirecte	Prueba de Coombs indirecta
Réaction de Waaler Rose	Test de Waaler-Rose
Réanimation	Reanimación

Réception	Mostrador de recepción
Receveur de greffe	Receptor de un órgano
Rectal	Rectal
Rectoscopie	Rectoscopia
Réflexe rotulien	Reflejo patelar
Réfractométrie	Refractomería
Réfugié	Refugiado
Régime alimentaire	Régimen (dieta)
Règle (menstruation)	Menstruación (período)
Règle douloureuse (dysménorrhée)	Menstruación dolorosa (dismenorrea)
Réhabilitation	Rehabilitación
Rein	Riñón
Rejet de sang issu des voies aériennes (hémoptysie)	Expectoración de sangre (hemoptisis)
Rémission	Fase de remisión
Renifler	Sorberse la nariz (moqueo)
Réponses psychophysiologiques lentes	Respuestas psicofisiológicas lentas
Repos au lit	Guardar cama
Répulsif antimoustiques	Repelente de mosquitos
Répulsif d'insectes	Repelente de insectos
Résection chirurgicale d'une poche anévrismale (anevrismectomie)	Extirpación quirúrgica de un aneurisma (aneurismectomía)
Résection transurétrale de la prostate	Resección transuretral de la próstata
Réservoir d'oxygène	Tanque de oxígeno
Respirateur manuel type Ambu	Bolsa Ambú de ventilación manual
Respiration	Respiración
Respiration accélérée (tachypnée)	Respiración rápida (taquipnea)
Respiration Cheynes-Stokes	Respiración periódica (respiración de Cheynes-Stokes)
Respiration ralentie (bradypnée)	Descenso de la frecuencia respiratoria (bradipnea)
Respiration superficielle	Respiración superficial
Retard mental (handicap mental)	Retraso mental
Rétention d'urine	Retención de orina
Rétine	Retina
Rétinopathie diabétique	Retinopatía diabética
Retour à la bouche du contenu de l'estomac (régurgitation)	Regreso del contenido alimentario a través del esófago (regurgitación)
Rhume	Resfriado común (resfrío)
Ride	Arruga
Rinçage	Lavado
Rincer	Lavar
Roséole (exanthème subit, sixième maladie)	Roséola (exantema súbito)
Rot (renvoi, éructation)	Eructo
Rotule (patella)	Rótula (patela)
Rougeole (1re maladie)	Sarampión
Rubéole	Rubéola
Rupture	Ruptura (rotura)
Rupture d'anévrisme	Ruptura del aneurisma
Rupture des membranes	Ruptura de membrana
Rupture prématurée des membranes	Ruptura prematura de membrana
Rythme cardiaque bas (bradycardie)	Descenso de la frecuencia cardiaca (bradicardia)
Sac herniaire	Saco de hernia (saco herniario)
Sage-femme	Matrona (matrón)
Saignement (hémorragie)	Desangramiento (hemorragia)
Saignement anal (rectorragie)	Pérdida de sangre a través del ano (rectorragia)
Saignement de l'utérus (métrorragie)	Pérdida de sangre uterina (metrorragia)
Saignement de nez (épistaxis)	Pérdida de sangre por la nariz (epistaxis)
Saignement externe (hémorragie externe)	Sangrado externo (hemorragia externa)
Saignement interne (hémorragie interne)	Sangrado interno (hemorragia interna)
Saignement veineux	Sangrado venoso (hemorragia venosa)
Salicylate	Salicilato
Salive	Saliva
Salle	Sala (pabellón)
Salle à manger	Comedor
Salle d'accouchement	Sala de partos
Salle d'attente	Sala de espera
Salle de bains	Cuarto de baño

Salle maladies infectieuses	Pabellón de enfermedades infecciosas
Sang	Sangre
Sang dans l'expectoration (hémoptysie)	Sangre en el esputo (hemoptisis)
Sang dans le liquide cérébro-spinal	Sangre en el líquido cefalorraquídeo
Sang dans les selles (hématochézie)	Sangre en las heces (hematochezia)
Sang dans les urines (hématurie)	Sangre en la orina (hematuria)
SARM	SARM
Saute d'humeur	Oscilaciones del humor
Sauveur	Salvador (rescatador)
Savon	Jabón
Scalpel	Escalpelo
Schizophrénie	Esquizofrenia
Sciatique	Ciática
Scintigraphie hépato-biliaire au Technétium 99m	Gammagrafía hepatobiliar con tecnecio 99m
Scintigraphie osseuse	Gammagrafía ósea
Scintigraphie pulmonaire	Gammagrafía pulmonar
Scintigraphie rénale	Gammagrafía renal
Scintigraphie splénique au Technétium 99m	Gammagrafía de bazo con tecnecio 99m
Scintigraphie thyroïdienne	Gammagrafía tiroidea
Sclère	Eclerótica
Scoliose	Escoliosis
Scorbut	Escorbuto
Se changer	Cambiarse
Se remettre (se guérir)	Reponerse (recuperarse)
Se ronger les ongles (onychophagie)	Comerse las uñas (onicofagia)
Sébum	Sebo cutáneo
Sècheresse de la bouche (xèrostomie)	Sequedad de la boca (xerostomía)
Seconde	Segundo
Sécrétion (suintement, écoulement)	Flujo (descarga, secreción)
Sécrétion d'urine en quantité abondante (polyurie)	Gasto urinario excesivo (poliuria)
Sécrétion de la salive excessive	Excesiva producción de saliva (hipersalivación)
Sédatif	Sedativo
Sein	Mama
Seize	Dieciséis
Seizième	Decimosexto
Seizième semaine	Decimosexta semana
Selles aqueuses	Heces acuosas

Selles jaunes	Heces amarillas
Selles noir (melanea, méléna)	Heces negras (melena)
Selles rouges	Heces de color rojo
Selles vertes	Heces verdes
Semaine	Semana
Semi-coma	Semicoma
Sensation cuisante	Sensación de ardor
Sensation de peur	Sensación de miedo
Sensibilité à la douleur (algésie)	Sensibilidad al dolor (algesia)
Sensibilité éléctromagnétique	Hipersensibilidad electromagnética
Sepsis	Sepsis
Sept	Siete
Sept cents	Setecientos
Septicémie	Septicemia
Septicémie puerpérale	Sepsis puerperal
Septième	Séptimo
Septième mois	Séptimo mes
Septième semaine	Séptima semana
Seringue	Jeringa
Sérum	Suero
Serviette hygiénique (protège-slip)	Toalla sanitaria (compresa, pantiprotector)
Sevrage	Síndrome de abstinencia
Sexualité compulsive	Adicción sexual
Sialographie	Sialografía
SIDA (syndrome d'immunodéficience acquise)	SIDA (síndrome de inmunodeficiencia adquirida)
Siège	Nalga
Sigmoïdoscopie	Sigmoidoscopia
Signal d'alarme	Señal de alarma
Signe de Chadwick	Signo de Chadwick
Signes vitaux	Signos vitales
Sinus	Seno
Sirop	Jarabe
Six	Seis
Six cents	Seiscientos
Sixième	Sexto
Sixième mois	Sexto mes
Sixième semaine	Sexta semana
Sodium	Sodio
Soif	Sed
Soif excessive (polydipsie)	Aumento anormal de la sed (polidipsia)
Soins de santé	Asistencia (cuidado)
Soins de santé primaire	Atención primaria de salud
Soins intensifs	Cuidados intensivos
Soins semi-intensifs	Cuidados semi-intensivos
Soir	Anochecer
Soixante	Sesenta
Soixante-dix	Setenta
Solution	Soluto

Solution nettoyante pour lentilles	Solución limpiadora de lentes de contacto	**Sucre dans les urines (glycosurie)**	Azúcar en orina (glucosuria)
Solution physiologique	Suero fisiológico	**Sudation**	Transpiración (sudación)
Somnabulisme	Sonambulismo (noctambulismo)	**Sudation excessive (hyperhidrose)**	Excesiva producción de sudor (hiperhidrosis)
Somnolence	Somnolencia	**Sueur**	Sudor
Sonde	Sonda	**Sueurs nocturnes**	Sudor nocturno
Sonde d'alimentation	Sonda de alimentación	**Suffocation**	Atragantamiento
Sonde d'intubation endotrachéale	Sonda endotraqueal	**Suicide**	Suicidio
		Sulfamidé	Sulfonamida
Sopor	Sopor	**Support de cou**	Collar cervical
Souffle cardiaque	Soplo del corazón	**Suppositoire**	Supositorio
Soufre	Azufre	**Sur-chaussures à usage unique**	Cubrezapatos
Sourcils	Ceja		
Spasme (crampe)	Espasmo (calambre)	**Surdité**	Sordera
Spasme facial	Espasmo facial	**Surdité partielle**	Corto de oído (parcialmente sordo)
Spasme vaginal (vaginisme)	Espasmo vaginal (vaginismo)	**Surdose**	Sobredosis
Spasmolytique	Espasmolítico	**Surdose de drogue**	Sobredosis por droga
Spermatocèle	Espermatocele	**Surdose du médicament**	Sobredosis de medicamentos
Spermatozoïde	Espermatozoide		
Spermatozoïde	Espermatozoide	**Suture de la plaie**	Suturar la herida
Sperme	Semen (esperma)	**Symptôme**	Síntoma
Spermicide	Espermicida	**Synapse**	Sinapsis
Spermogramme	Espermiograma	**Syncope**	Síncope
Sphincter	Esfínter	**Syndrome d'alcoolisation foetale**	Síndrome de alcoholismo fetal
Spina bifida	Espina bífida		
Spirométrie	Espirometría		
Spray	Rociada	**Syndrome d'aspiration méconiale**	Síndrome de aspiración de meconio
Squelette	Esqueleto		
Stade du travail	Etapas del parto		
Sténose congénitale du pylore	Estenosis congénita del píloro	**Syndrome d'Edwards (trisomie 18)**	Síndrome de Edwards (trisomía del 18)
Sténose de la valve pulmonaire	Estenosis de la válvula pulmonar	**Syndrome de douleur**	Síndrome doloroso
Sténose mitrale	Estenosis mitral		
Sténose valvulaire aortique	Estenosis de la válvula aórtica	**Syndrome de Down (trisomie 21)**	Síndrome de Down (trisomía 21)
Stérile	Estéril	**Syndrome de mort subite du nourrisson**	Síndrome de muerte súbita del lactante (muerte en cuna)
Stérilisation	Esterilización		
Stérilisation chirurgicale au femme (ligature des trompes)	Esterilizatióm quirúrgica femenina (ligadura de trompas)	**Syndrome de Patau (trisomie 13)**	Síndrome de Patau (trisomía en el par 13)
Sternum	Esternón	**Syndrome du bébé mou**	Síndrome de bebé flácido
Stéthoscope	Estetoscopio		
Stimulateur cardiaque (pacemaker, pile)	Marcapasos	**Syndrome post-thrombotique**	Síndrome postrombótico
		Syndrome prémenstruel (SPM)	Síndrome premenstrual
Stockage	Almacenaje		
Strabisme	Estrabismo		
Strangulation (étranglement)	Estrangulamiento	**Synostose radio-ulnaire**	Sinostosis radiocubital
Stupeur	Estupor	**Syphilis (vérole)**	Sífilis
Sublingual	Vía sublingual	**Système international d'unités**	Sistema Internacional de Unidades
Suc gastrique	Jugo gástrico		
Suc intestinal	Jugo intestinal		
Suc pancréatique	Jugo pancreático		
Succion	Succión		

Système nerveux orthosympathique (système nerveux sympathique)	Sistema nervioso simpático
Système nerveux parasympatique (système vagal)	Sistema nervioso parasimpático
Système Rhésus négatif	Factor Rh negativo
Système Rhésus positif	Factor Rh positivo
Table	Mesa (escritorio)
Table de chevet (table de nuit)	Mesilla de noche
Table de lit	Mesa para cama
Tachycardie	Taquicardia
Taille corporelle du nouveau-né	Talla de un neonato
Talon	Talón (calcañar)
Talonnières et coudières	Protectores talón/codo antiescaras
Tampon hygiénique	Tampón
Tarse	Tarso
Taux d'hormones thyroïdiennes dans le sang	Concetración de hormonas tiroideas en sangre
Taux de la glycémie	Concentración de glucosa en sangre
Taux de prothrombine	Tiempo de protrombina
Taux de sucre dans le sang élevé (hyperglycémie)	Cantidad excesiva de glucosa en la sangre (hiperglucemia, hiperglicemia)
Teinture	Tintura
Télencéphale (cerveau)	Telencéfalo
Tempe	Sien
Température corporelle basse (hypothermie)	Temperatura corporal baja (hipotermia)
Temps	Tiempo
Temps de céphaline activée (TCA)	Tiempo de tromboplastina parcial activado
Tendinite de l'avant-bras	Tendinitis en el antebrazo
Tendon	Tendón
Tensiomètre (sphygmomanomètre)	Tensiómetro (esfigmomanómetro)
Tension de la paroi stomacale	Tensión de la pared abdominal
Test d'agglutination	Análisis de aglutinación
Test d'alpha-foetoprotéine	Prueba de alfa-fetoproteína
Test de diagnostic rapide du streptocoque	Prueba rápida para estreptococo
Test de grossesse	Prueba de embarazo
Test de grossesse	Pruebas de embarazo
Test de la brome-sulfonephtaléine	Prueba de la función hepática con bromosulfaleína
Test de la piqûre	Test cutaneos de alergia (prick)
Test de tolérance orale au glucose (TTOG)	Test de tolerancia oral a la glucosa
Test de Weber	Prueba de Weber
Test du sucre dans les urines	Examen de glucosa en orina
Test Mantoux (test PPD)	Test de Mantoux (PPD)
Test PAP	Prueba de Papanicolau
Test respiratoire à l'urée	Prueba del aliento con urea
Testicule	Testículo
Testostérone	Testosterona
Tétanos	Tétanos (tétano)
Tête	Cabeza
Téton ombiliqué	Pezón invertido
Tétracycline	Tetraciclina
Tétralogie de Fallot	Tetralogía de Fallot
Thalamus	Tálamo
Thé	Té
Thérapie (traitement curatif)	Tratamiento (terapia)
Thermomètre	Termómetro
Thoracoscopie	Toracoscopia
Thorax en entonnoir (pectus excavatum)	Pecho hundido (pectus excavatum)
Thrombocyte	Plaqueta (trombocito)
Thrombophlébite	Tromboflebitis
Thrombose	Trombosis
Thrombose du voyageur	Síndrome de la clase turista
Thrombose veineuse	Trombosis venosa
Thymus	Timo
Thyréostimuline (thyréotropine)	Tirotropina (TSH, hormona estimulante de la tiroides)
Thyréotoxicose	Tirotoxicosis
Thyroïde	Tiroides
Thyroïdite de Hashimoto	Tiroiditis de Hashimoto
Thyroxine	Tiroxina (tetrayodotironina, T4)
Tic	Tic
Timbre à la nicotine	Parche de nicotina
Tire-lait	Sacaleches
Tisane	Tisana (infusión de hierbas)
Tissu	Tejido
Tissu adipeux (masse grasse)	Tejido graso (tejido adiposo)
Toilette (cabinet)	Servicio

Français	Español
Tomodensitométrie (TDM)	Tomografía computada
Tomographie	Tomografía
Tomographie par émission de positrons	Tomografía por emisión de positrones
Tonique	Tónico
Tonométrie oculaire	Tonometría
Tonsille	Amígdala
Torse	Pecho
Torsion testiculaire	Torsión testicular
Torticolis	Tortícolis
Toucher rectal	Tacto rectal
Toux	Tos
Toux productive	Tos productiva
Toux sèche	Tos seca (tos perruna)
Toxicomanie	Adicción a las drogas (drogodependencia)
Toxoplasmose	Toxoplasmosis
Trachée	Tráquea
Traction	Tracción
Trafic d'êtres humains	Trata de personas
Tramadol	Tramadol
Transfusion	Transfusión
Transplantation rénale	Transplante de riñón
Trauma	Trauma
Treize	Trece
Treizième	Decimotercero
Treizième semaine	Decimotercera semana
Tremblement	Temblor
Tremblement des mains	Temblor en las manos
Trente	Treinta
Trente-cinquième	Trigésimo quinto
Trente-cinquième semaine	Trigésimo quinta semana
Trente-deuxième	Trigésimo segundo
Trente-deuxième semaine	Trigésimo segunda semana
Trente-et-unième	Trigésimo primero
Trente-et-unième semaine	Trigésimo primera semana
Trente-huitième	Trigésimo octavo
Trente-huitième semaine	Trigésimo octava semana
Trente-neuvième	Trigésimo noveno
Trente-neuvième semaine	Trigésimo novena semana
Trente-quatrième	Trigésimo cuarto
Trente-quatrième semaine	Trigésimo cuarta semana
Trente-septième	Trigésimo séptimo
Trente-septième semaine	Trigésimo séptima semana
Trente-sixième	Trigésimo sexto
Trente-sixième semaine	Trigésimo sexta semana
Trente-troisième	Trigésimo tercero
Trente-troisième semaine	Trigésimo tercera semana
Trentième	Trigésimo
Trentième semaine	Trigésima semana
Trichomonas vaginalis	Trichomonas vaginalis
Triglycéride	Triglicérido
Triiodothyronine	Triiodotironina
Trimestre	Trimestre
Trisomie	Trisomía
Trois	Tres
Trois cents	Trescientos
Troisième	Tercero
Troisième mois	Tercer mes
Troisième semaine	Tercera semana
Troisième trimestre	Tercer trimestre
Trompes de Fallope	Trompa de Falopio (tuba uterina, oviducto)
Tronc	Tronco
Tronc cérébral	Tronco del encéfalo
Trouble bipolaire (psychose maniaco-dépressive)	Trastorno bipolar (psicosis maníaco-depresiva)
Trouble de conduite alimentaire	Trastorno alimentario
Trouble de coordination des mouvements musculaires (ataxie)	Descoordinación en el movimientos musculares (ataxia)
Trouble de l'apprentissage	Dificultad del aprendizaje
Trouble de l'apprentissage du langage (dysphasie)	Trastorno del lenguaje (disfasia)
Trouble de l'audition	Trastorno de la audición
Trouble de l'équilibre	Trastorno del equilibrio
Trouble de la différenciation sexuelle	Trastorno de la diferenciación sexual
Trouble de la miction	Trastorno de la micción
Trouble de la personnalité	Trastorno de personalidad
Trouble de la vue	Trastorno de la visión
Trouble de stress post-traumatique	Trastorno por estrés postraumático
Trouble du comportement	Trastorno del comportamiento
Trouble du mouvement	Trastorno de movimiento
Trouble du sommeil	Trastorno del sueño
Troubles du cycle menstruel	Trastorno menstrual
Trousse de secours	Botiquín de primeros auxilios
Tube à essai	Tubo de ensayo

Tube de soin pour lèvres	Bálsamo de labios	**Valve aortique**	Válvula sigmoidea aórtica
Tumeur	Tumor	**Valve cardiaque**	Válvula cardiaca (válvula de corazón)
Tumeur bénigne	Tumor benigno	**Valve mitrale (valve bicuspide)**	Válvula bicúspide (válvula mitral)
Tumeur du sac vitellin	Tumor de saco vitelino	**Valve tricuspide**	Válvula tricúspide
Tympan	Tímpano	**Varicelle**	Varicela
Tympanocentese	Tímpanocentesis	**Varices**	Varices
Tympanométrie	Timpanometría	**Varices des membres inférieurs**	Venas varicosas de las piernas
Ulcère	Úlcera (llaga)	**Vasodilatateur**	Vasodilatador
Ulcère de l'estomac	Úlcera gástrica	**Veine**	Vena
Ulcère veineux	Úlcera varicosa	**Veine cave inférieure**	Vena cava inferior
Ultrasons focalisés de haute intensité	Ultrasonido focalizado de alta intensidad (HIFU)	**Veine cave supérieure**	Vena cava superior
Un	Uno	**Veine porte**	Vena porta
Unité de soins intensifs	Unidad de cuidados intensivos	**Veinule (vénule)**	Vénula
Urée (carbamide)	Urea	**Ventilation artificielle**	Respiración artificial
Urémie (le taux de l'urée dans le sang)	Uremia (acumulación en la sangre de los productos tóxicos por un fallo renal)	**Ventricule**	Ventrículo
Uretère	Uréter	**Ventricule cardiaque**	Ventrículo cardíaco
Urétéro-pyélographie rétrograde	Pielografía retrógrada	**Ventricule cérébral**	Ventrículo cerebral
Urétéroscopie	Ureteroscopía	**Ventriculographie**	Ventriculografía
Urètre	Uretra	**Vernis à dents**	Pulidor de los dientes
Urétrographie	Uretrografía	**Verrue**	Verruga
Urination douloureuse (strangurie)	Micción dolorosa (angurria)	**Verrue génitale**	Verruga genital (condiloma acuminata)
Urine	Orina	**Vertèbre**	Vértebra
Urine marron	Orina de color marrón	**Vertèbre coccygienne**	Vértebra coccígea
Urine opaque	Orina turbia	**Vertèbre lombale**	Vértebra lumbar
Urine rouge	Orina de color rojo	**Vertèbre sacrale**	Vértebra sacra
Urobilinogène dans les urines	Urobilinógeno en orina	**Vertèbre thoracique**	Vértebra torácica
Uroculture	Urocultivo	**Vertex**	Vértice craneal
Urographie	Urografía	**Vertige**	Vértigo
Urographie intra-veineuse	Urografía intravenosa	**Vertige paroxystique positionnel bénin**	Vértigo posicional paroxístico benigno
Urticaire	Urticaria	**Vésicule biliare (cholécyste)**	Vesícula biliar
Utérus	Matriz (útero, seno materno)	**Vésicule séminale (glande vésiculeuse)**	Vesícula seminal
Utérus rétroversé	Retroversión del útero	**Vessie**	Vejiga urinaria
Vaccin	Vacuna	**Vestibule**	Vestíbulo
Vaccination (inoculation)	Vacunación	**Viabilité du sperme**	Viabilidad de espermatozoides
Vacuum extractor	Aspirador al vacío	**Viagra (citrate de sildénafil)**	Viagra
Vagin	Vagina	**Victime**	Víctima
Vaginose bactérienne	Vaginosis bacteriana	**Villosité intestinale**	Vellosidad intestinal
Vaisseau lymphatique	Vaso linfático	**Villosités choriales**	Vellosidades coriónicas
Vaisseau sanguin	Vaso sanguíneo	**Vingt**	Veinte
Valve	Válvula	**Vingt et un**	Veintiuno
		Vingt-cinquième	Vigésimo quinto
		Vingt-cinquième semaine	Vigésimo quinta semana

Français	Español
Vingt-deux	Veintidós
Vingt-deuxième	Vigésimo segundo
Vingt-deuxième semaine	Vigésimo segunda semana
Vingt-et-unième	Vigésimo primero
Vingt-et-unième semaine	Vigésimo primera semana
Vingt-huitième	Vigésimo octavo
Vingt-huitième semaine	Vigésimo octava semana
Vingt-neuvième	Vigésimo noveno
Vingt-neuvième semaine	Vigésimo novena semana
Vingt-quatrième	Vigésimo cuarto
Vingt-quatrième semaine	Vigésimo cuarta semana
Vingt-septième	Vigésimo séptimo
Vingt-septième semaine	Vigésimo séptima semana
Vingt-sixième	Vigésimo sexto
Vingt-sixième semaine	Vigésimo sexta semana
Vingt-troisième	Vigésimo tercero
Vingt-troisième semaine	Vigésimo tercera semana
Vingtième	Vigésimo
Vingtième semaine	Vigésima semana
Viol	Violación
Virus	Virus
Visage	Cara (faz)
Vision double (diplopie)	Visión doble (diplopía)
Visite	Visita
Visiteur	Visitante
Vitamine	Vitamina
Vitamine A (rétinol)	Vitamina A (retinol)
Vitamine B1 (thiamine)	Vitamina B1 (tiamina)
Vitamine B10 (vitamine R)	Vitamina B10 (vitamina R)
Vitamine B11 (carnitine)	Vitamina B11 (vitamina S)
Vitamine B12 (cobalamine)	Vitamina B12 (ciancobalamina)
Vitamine B2 (riboflavine)	Vitamina B2 (riboflavina)
Vitamine B3 (nicotinamide, PP)	Vitamina B3 (niacina, vitamina PP)
Vitamine B4 (adénine)	Vitamina B4 (adenina)
Vitamine B5 (acide pantothénique)	Vitamina B5 (ácido pantoténico)
Vitamine B6 (pyridoxine)	Vitamina B6 (piridoxina)
Vitamine B7 (inositol)	Vitamina B7 (inositol)
Vitamine B8 (biotine)	Vitamina B8 (biotina)
Vitamine B9 (acide folique)	Vitamina B9 (ácido fólico)
Vitamine C (acide ascorbique)	Vitamine C (enantiómero L de ácido ascórbico)
Vitamine D2 (ergocalciférol)	Vitamina D2 (ergocalciferol)
Vitamine D3 (cholécalciférol)	Vitamina D3 (colecalciferol)
Vitamine D4	Vitamina D4
Vitamine D5 (sitocalciférol)	Vitamina D5 (sitocalciferol)
Vitamine E (tocophérol)	Vitamina E (alfatocoferol)
Vitamine F (acide linoléique)	Ácido linoleico
Vitamine J (choline)	Vitamina J (colina)
Vitamine K (phylloquinone)	Vitamina K (filoquinona)
Vitamine L1 (acide anthranilique)	Vitamina L1 (ácido antranílico)
Vitamine P (flavonoïde)	Vitamina P (flavonoide)
Vitesse de sédimentation	Velocidad de sedimentación globular
Vitiligo	Vitíligo
Voie biliaire	Vía biliar
Voile du palais	Úvula
Volume urinaire résiduel	Volumen residual de orina
Volvulus	Retorcimiento anormal del intestino (vólvulo)
Vomer	Vómer
Vomissement	Vómito (emesis)
Vomissement de sang (hématémèse)	Vómito de sangre (hematemesis)
Vomissement en fusée sans effort	Vómito sin náusea (vómito cerebral)
Vulve	Vulva
Yeux larmoyants	Ojos llorosos
Zéro	Cero
Zinc	Zinc (cinc)
Zona	Herpes zóster (herpes zona)
Zoonose	Zoonosis

ABOUT THE AUTHOR

Edita Ciglenečki is medical translator with Academic degrees in Biomedical Sciences and Public Health Sciences. Besides Croatian, being her mother tongue, she is a holder of international diplomas in English, French and Italian language. For many years she worked as a medical professional inside the travel industry. This dictionary is the product of her own working experience built on her passion for travelling, medicine and language skills.

www.ingramcontent.com/pod-product-compliance
Ingram Content Group UK Ltd.
Pitfield, Milton Keynes, MK11 3LW, UK
UKHW021059290826
14628UKWH00014B/9

9 781984 085221